Iris Reimann
Erfolgreich recherchieren – Medizin
De Gruyter Studium

Erfolgreich recherchieren

Herausgegeben von
Klaus Gantert

Iris Reimann

Erfolgreich recherchieren – Medizin

—

DE GRUYTER
SAUR

ISBN 978-3-11-030095-6
e-ISBN 978-3-11-030097-0
ISSN 2194-3443

Library of Congress Cataloging-in-Publication Data
A CIP catalog record for this book has been applied for at the Library of Congress.

Bibliografische Information der Deutschen Nationalbibliothek
Die Deutsche Nationalbibliothek verzeichnet diese Publikation in der
Deutschen Nationalbibliografie; detaillierte bibliografische Daten
sind im Internet über http://dnb.dnb.de abrufbar.

© 2013 Walter de Gruyter GmbH, Berlin/Boston
Satz: Medien Profis GmbH, Leipzig
Druck und Bindung: Hubert & Co. GmbH & Co. KG, Göttingen
♾ Gedruckt auf säurefreiem Papier
Printed in Germany

www.degruyter.com

Vorwort

Die ersten Universitäten wurden im Mittelalter weit vor Erfindung des Buchdrucks gegründet. Die europäische Gesellschaft dieser Zeit war durch eine gläubig christliche Geisteshaltung in Literatur, Kunst und Wissenschaft geprägt. Kultur- und Bildungssprache war Latein. Bücher waren noch rar, Zeitschriften im heutigen Sinne gab es nicht. Ihre Vorreiter waren Flugschriften, die jedoch primär für politische Diskussionen genutzt wurden. Wissenschaftliche Forschung lag in den Händen weniger und wurde oft durch kirchliche Institutionen reglementiert. Einige wenige Professoren übernahmen an den Universitäten die Vorlesungen. Unterstützend boten auch die Doktoren und Magister Kurse an, so dass das Lehrangebot im Ganzen für damalige Verhältnisse trotzdem reichhaltig war. Da es an Büchern mangelte und viele Studierende ohne Vorbildung an die Universitäten kamen, musste der Studierende oftmals erst Lesen, Schreiben und Latein erlernen. Die Lehre schließlich war auf einige wenige Texte reduziert, die der Professor in der Vorlesung diktierte. Anschließend wurde dem Wortgehalt nach erklärt und dem Sinngehalt nach interpretiert.

Jahrhundertelang wurde nach den gleichen Prinzipien und Lehrbüchern gelehrt. Das waren vor allem Schriften antiker griechischer und arabischer, aber auch einiger mittelalterlicher Autoren Europas. Noch im 17. Jahrhundert wurden den Studierenden die Vorlesungsinhalte auf Latein diktiert. Die wenigsten von ihnen hatten Zugang zu den Primärquellen. Nach dem Heidelberger Modell übernahmen in der medizinischen Fakultät drei Professoren die Lehre. Der erste Professor war für die Therapie zuständig, der zweite für die Pathologie und der dritte für Physiologie, der aber auch Anatomie und medizinische Botanik las.

Mit der industriellen Revolution begann der wissenschaftliche Aufschwung; die Naturwissenschaften blühten auf und wurden an den Universitäten zu selbständigen Disziplinen. Auch die Erkenntnisse in der Medizin nahmen zu, wurden immer umfangreicher und detaillierter. Immer mehr Bücher wurden geschrieben und veröffentlicht. Schließlich etablierten sich die wissenschaftlichen Zeitschriften, da in ihnen schneller, billiger und aktueller neue Erkenntnisse publiziert werden konnten.

Längst reicht es nicht mehr, während des Medizinstudiums nur die Vorlesungen zu protokollieren und sich mit Hilfe dieser Diktate auf die Prüfungen und schließlich die Examen vorzubereiten. Die Fächerbreite wurde mannigfaltiger. Heute reicht sie von den vorklinischen und naturwissenschaftlichen Fächern wie Anatomie und Physiologie bis hin zu den klinischen Fächern von Augenheilkunde bis Urologie. Während des Studiums benötigen Sie Lehrbücher, um den Vorlesungsstoff zu vertiefen und sich auf Seminare und Prüfungen vorzubereiten. Später stehen Sie vor der Herausforderung, ein Referat schreiben zu müssen. Dann werden Sie feststellen, dass die Ihnen vertrauten Lehrbücher zu allgemein und nicht detailliert genug sind. Jetzt brauchen Sie speziellere Literatur. So kommen Sie zu den wissenschaftlichen Veröffentlichungen Ihrer zukünftigen Kollegen. Diese publizieren selten in Büchern, sondern primär in Zeitschriften oder speziellen Datenbanken. Schließlich möchten Sie Ihre Doktorarbeit schreiben. Da kommen Sie um eine systematische Literatursuche nicht mehr herum.

Das Anliegen dieses Buches ist es, Sie in die Literaturrecherche im Fach Medizin einzuführen. Die Lektüre soll Sie befähigen, während Ihres Studiums und schließlich für Ihre Doktorarbeit gezielt die Informationen zu finden, die Sie benötigen. Im Wesentlichen werden Sie drei Literaturarten kennenlernen. Zum einen sind das die Bücher und Lehrbücher, dann die medizinischen Fachzeitschriften und schließlich die Datenbanken. Das Internet hat die Möglichkeiten der Verbreitung von Informationen potenziert. So werden Sie beim Lesen auch mit Begriffen wie Suchmaschinen, Portalen, elektronischen Büchern konfrontiert werden. All diesen Medientypen ist eigen, dass sie Informationen enthalten, die Sie für Ihr Studium, Ihre wissenschaftliche Arbeit und Ihre Weiterbildung benötigen. Es kommt nur darauf an, in der Vielfalt verfügbarer Medien die sprichwörtliche „Nadel im Heuhaufen" zu finden.

Dieses Buch soll Ihnen helfen, in jedem Abschnitt Ihres Studiums die richtige Literatur zu finden. Mit der erfolgreichen Anfertigung Ihrer Doktorarbeit sind Sie dann auch bereit für die eigene wissenschaftliche Arbeit. Auf eine geschlechtsspezifische Bezeichnung wurde aus Gründen einer besseren Lesbarkeit verzichtet. Alle personenbezogenen Begriffe beziehen sich generell auf alle Geschlechter.

Berlin, im Januar 2013
Iris Reimann

Inhaltsverzeichnis

Basics — 1

1 Medizinische Bibliotheken an Hochschulen — 1
1.1 Bestand der Medizinischen Bibliothek — 2
1.2 Dienstleistungsangebot der Medizinischen Bibliothek — 6

2 Bibliothekskataloge — 8
2.1 OPAC — 9
2.2 Katalog der Deutschen Nationalbibliothek — 11
2.3 Verbundkataloge — 13
2.4 Karlsruher Virtueller Katalog — 14

3 Suchmaschinen und Fachportale — 15
3.1 Allgemeine Internetsuchmaschinen — 15
3.2 Wissenschaftliche Suchmaschinen — 17
3.3 Online-Enzyklopädien — 19
3.4 Virtuelle Fachbibliotheken – MEDPILOT — 20

4 Fachdatenbanken — 22
4.1 Suchtechniken — 23
4.2 Die richtige Suchstrategie — 26
4.3 Die medizinische Datenbank MEDLINE — 28
4.4 Medizinische Klassifikationen – MeSH — 32

Advanced — 38

5 Einrichtungen des Gesundheitssystems — 38
5.1 ZB MED — 38
5.2 DIMDI — 40
5.3 Robert-Koch-Institut — 43
5.4 IQWiG — 45
5.5 Paul-Ehrlich-Institut — 47
5.6 Bundesinstitut für Arzneimittel und Medizinprodukte — 48
5.7 Bundeszentrale für gesundheitliche Aufklärung — 49
5.8 National Institutes of Health (NIH) — 49
5.9 National Library of Medicine (NLM) — 51
5.10 Weltgesundheitsorganisation — 52
5.11 Cochrane Collaboration — 53

6 Datenbankverzeichnisse — 54
6.1 DBIS — 55
6.2 DIMDI — 57

7 Medizinische Literaturdatenbanken — 58
7.1 GoPubMed — 59
7.2 Embase — 60

7.3	HealthSTAR	61
7.4	Cochrane Library	62
7.5	Medizinische Online-Nachschlagewerke	63
7.6	Register klinischer Studien	67
7.7	Weitere medizinische Informationsquellen	69
8	**Interdisziplinäre Fachdatenbanken**	**72**
8.1	Web of Knowledge	73
8.2	Chemische Datenbanken	76
8.3	Technische Datenbanken	79
8.4	Psychologische Datenbanken	81
8.5	Biologische Datenbanken	83
9	**Fachzeitschriften**	**85**
9.1	Zeitschriftenverzeichnisse	85
9.2	Zeitschrifteninhaltsverzeichnisse	89
9.3	Open-Access-Portale	91

Informationen weiterverarbeiten —— 96

10	**Suchergebnisse bewerten**	**96**
10.1	Bewertung der Suchergebnisse	96
10.2	Abspeichern der Suchanfrage	99
10.3	Abspeichern und Export der Suchergebnisse	100
10.4	Verwaltung der Suchergebnisse	102
11	**Literatur beschaffen**	**103**
12	**Richtig zitieren**	**104**
12.1	Warum zitieren?	104
12.2	Was zitieren?	105
12.3	Wie zitieren?	106
12.4	Wofür zitieren?	109

Ressourcenverzeichnis —— 110
    Medizinische Bibliotheken in Deutschland —— 110
    Bibliotheksverbünde und die Nationalbibliothek —— 111
    Suchmaschinen und Online-Enzyklopädien —— 112
    Datenbanken, Portale & Co. —— 112
    Einrichtungen des Gesundheitssystems —— 115
    Datenbankverzeichnisse —— 116
    Elektronische Zeitschriften und Verzeichnisse —— 116
Literaturverzeichnis —— 118
Sachregister —— 119
Abbildungsnachweise —— 120
Über die Autorin —— 120

Basics

Sicher haben Sie bereits die Erfahrung gemacht, dass schon bei einer einfachen Recherche im Internet die Trefferzahlen hoch sind. Ein einfaches Beispiel soll das veranschaulichen. Sie suchen z. B. in einer Suchmaschine wie Google nach Ihrem Namen. Sofern er nicht zu exotisch ist, werden Sie sehen, dass einige Treffer sich tatsächlich auf Sie beziehen, die meisten haben mit Ihnen aber gar nichts zu tun. Bei der Recherche nach einer konkreten fachlichen Information schließlich werden die Ergebnisse noch komplexer und undurchschaubarer für Sie sein. Hier benötigen Sie bestimmte Suchstrategien, um die Treffer auf die tatsächlich relevanten einzuschränken. Sie werden feststellen, dass Google und Wikipedia zwar hilfreiche Instrumente sind, aber für die Suche nach einem konkreten Lehrbuch oder nach fachlichen Informationen für eine Hausarbeit allein nicht genügen. Dagegen reichen schon einige wenige Suchinstrumente und Recherchetechniken, damit Sie während Ihres Studiums schnell und sicher die für Sie wichtige Literatur finden können. Der erste Abschnitt dieses Buches beschreibt diese grundlegenden Mittel. Dabei handelt es sich im Wesentlichen um Ihre Bibliothek und deren Instrumente und Dienstleistungen wie den Bibliothekskatalog. Auch werden Sie die wichtigste medizinische Datenbank kennenlernen, MEDLINE. Spätestens für Ihre Doktorarbeit werden Sie auf diese nicht mehr verzichten können.

Grundlagen

1 Medizinische Bibliotheken an Hochschulen

Viele der 36 medizinischen Fakultäten in Deutschland verfügen über eine eigene zentrale Medizinische Bibliothek. Meist gehört diese organisatorisch zur Hochschulbibliothek. Der Vorteil einer eigenen Medizinbibliothek besteht darin, dass zentral an einem Ort sämtliche medizinische Informationsquellen und Dienstleistungen zu finden sind. Aufgrund der Konzentration auf ein Fach sind oft alle Medien frei zugänglich. Als Medien werden in der Bibliothek alle Träger von Informationen bezeichnet. Dabei unterscheidet man zwischen gedruckten Medien (Bücher, Zeitschriften, Dissertationen) und technischen Medien (audiovisuelle und elektronische Medien). Im Bibliotheksjargon bezeichnet man die freie Zugänglichkeit der Medien als Freihandaufstellung. Daher können Sie direkt an das entsprechende Regal gehen und die gewünschten Bücher entnehmen, entleihen oder in der Bibliothek mit ihnen arbeiten.

Medizinische Bibliothek

1.1 Bestand der Medizinischen Bibliothek

Lehrbuch

Am Anfang Ihres Studiums benötigen Sie vor allem eins: Lehrbücher. Meist beschränkt sich ein Lehrbuch auf ein Fachgebiet (wie Chirurgie oder Physik für Mediziner) und behandelt alle grundlegenden Aspekte des gesamten Faches. Nach Möglichkeit sollten die Lehrbücher aktuell und in genügend Exemplaren vorhanden sein. Allerdings ist der Etat und meist auch der Platz einer Bibliothek begrenzt, so dass die Zahl der Exemplare pro Lehrbuch limitiert ist. Sind alle Exemplare des von Ihnen gewünschten Lehrbuches entliehen, werden Sie es vormerken müssen. Bibliotheken behalten häufig auch die älteren Auflagen, wenn ein Lehrbuch überarbeitet wurde und neu erscheint. Vielleicht haben Sie Glück und die aktuelle Auflage ist zwar nicht mehr vorhanden, aber dafür eine ältere, die Ihnen auch weiterhilft. Es gibt Lehrbücher in der Medizin, die sehr schnell ihre Aktualität verlieren. Andere behalten dafür über eine längere Zeit ihre Relevanz, weil sich im entsprechenden Fach derzeit nicht sehr viel ändert. So können Sie sich mit älteren Lehrbüchern der Anatomie oder Histologie fast genauso gut auf Klausuren vorbereiten, während ältere Lehrbücher der Biochemie oder Radiologie nicht mehr den aktuellen Wissensstand wiedergeben.

Signatur

Jedes Lehrbuchexemplar einer Bibliothek ist durch eine Signatur gekennzeichnet, die seiner Identifizierung innerhalb des Bestandes dient. Sie besteht häufig aus der Notation, welche die systematische Einordnung ins Fachgebiet wiedergibt, und einer Zeichenfolge, um die einzelnen Exemplare des gleichen Werkes unterscheiden zu können. Die Signaturen unterscheiden sich dabei sehr stark zwischen den einzelnen Bibliotheken in Deutschland. Die Auflage eines Lehrbuches kann z. B. mit einem Plus beginnen oder in Klammern gesetzt sein. Erscheint ein Lehrbuch in mehreren Bänden, dann kann der Band z. B. durch ein Minus angezeigt werden.

Beispiele

Exemplar 7 der 23. Auflage des 3. Bandes von Sobotta „Atlas der Anatomie des Menschen": QS20-3+23=7 oder WW 1454 S677-3(23)+7
„QS" und „WW 1454" zeigen an, dass es sich allgemein um ein Buch der Anatomie handelt. „20" und „S677" stehen für ein konkretes Buch der Anatomie, in diesem Beispiel der Sobotta.

LBS

Lehrbücher werden zusammen in einer sogenannten Lehrbuchsammlung (LBS) aufgestellt, manchmal auch zusammen mit anderen Lehrbüchern in der Lehrbuchsammlung der Hochschulbibliothek.

Monographie

Neben den Lehrbüchern werden Sie später auch vertiefende Literatur benötigen. Diese finden Sie in speziellen Büchern. Da diese im Gegensatz zu den Lehrbüchern einzelne wissenschaftliche Themen abhandeln, werden sie auch als Monographien bezeichnet. Während veraltete Auflagen von Lehrbüchern in regelmäßigen Abständen ausgesondert werden, werden Monographien bis auf wenige Ausnahmen nicht aussortiert. Von den Lehrbüchern behält man ebenfalls ein Exemplar, das dann zu den Monographien gestellt wird. Hier erfüllen medizinische Bibliotheken eine Archivfunktion, von der insbesondere Medizinhistoriker profitieren.

Seit einigen Jahren stellt Ihnen Ihre Bibliothek in Ergänzung zu den gedruckten Büchern und Lehrbüchern auch elektronische Bücher zur Verfügung, genannt E-Books. Für die Medizin wichtige Verlage sind dabei Thieme, Springer und Elsevier/Urban & Fischer. Bei der Electronic Book Library des Thieme-Verlages und der eLibrary des Elsevier-Verlages können durch die Bibliothek einzelne Titel lizenziert werden. Die Lizenz gilt in der Regel für ein Jahr und muss dann verlängert werden. Beim elektronischen Angebot des Springer-Verlages kann man dagegen nur jahresweise ganze Pakete kaufen. Pro Jahr ist ein Paket deutschsprachiger und ein Paket englischsprachiger Titel erhältlich. Viele der im Bezugsjahr als gedrucktes Buch erscheinenden Titel werden im elektronischen Paket veröffentlicht, leider jedoch nicht alle. Auch bekommt man hier ein buntes Portfolio. So sind neben Lehrbüchern auch Ratgeber und Sachbücher enthalten, die für Lehre und Forschung eher weniger geeignet sind.

E-Book

Spezialfälle der elektronischen Bücher sind Examen Online des Thieme-Verlages und Mediscript von Elsevier. Beide geben Ihnen die Möglichkeit, sich online auf das erste und zweite Staatsexamen vorzubereiten. Nach Fächern unterteilt können Sie Multiple-Choice-Fragen beantworten und so Ihren Wissensstand abfragen. Ergänzt werden die Fragen durch zahlreiche Zusatzprogramme. So bietet Mediscript einen Lernplaner an, mit dem Sie einteilen können, wie viel Zeit Ihnen noch für die einzelnen Fachgebiete zur Verfügung steht. Auch ist eine Verlinkung zu den lizenzierten E-Books Ihrer Fakultät und auf andere Inhalte möglich.

Examen Online

Mediscript

Medizinische Fachzeitschriften werden erst sehr spät im Studium eine Bedeutung für Sie bekommen. Vielleicht müssen Sie ein Referat zu einem sehr speziellen oder sehr neuen Thema vorbereiten und finden keine Monographie, die sich inhaltlich mit dem Thema beschäftigt. Dann werden Zeitschriften für Sie interessant. Wissenschaftliche Erkenntnisse im naturwissenschaftlich-medizinischen Bereich werden heutzutage primär in Zeitschriften veröffentlicht, seltener in Monographien oder Kongressbänden. Jede Fachzeitschrift gibt im Jahr mehrere Hefte heraus. In jedem Heft werden verschiedene wissenschaftliche Beiträge, auch Aufsätze oder Artikel genannt, veröffentlicht.

Zeitschrift

Abstract

Fast jeder Aufsatz in einer Zeitschrift beginnt mittlerweile mit einer kurzen Zusammenfassung seines Inhaltes. Diese Zusammenfassung wird Abstract genannt. Durch sie kann man relativ schnell entscheiden, ob der Aufsatz thematisch relevant ist oder nicht.

Peer Review

Zu den ältesten, noch regelmäßig erscheinenden Zeitschriften im medizinischen Bereich gehören The Lancet (erscheint seit 1823) und The New England Journal of Medicine (seit 1812). Wie die meisten Fachzeitschriften durchlaufen beide ein Peer-Review-Verfahren. Hier bewerten unabhängige Gutachter, die aber fachlich mit der zu bewertenden Materie vertraut sind, die eingereichten Aufsätze hinsichtlich ihrer wissenschaftlichen Qualität. Erst wenn diese durch die Gutachter bestätigt wurde, wird der Aufsatz in der Zeitschrift veröffentlicht. Notfalls müssen die Autoren noch Experimente oder Ergebnisse nachliefern. Auch ist es weit verbreitet, einen bei einer Zeitschrift abgelehnten Artikel bei einer anderen einzureichen in der Hoffnung, die dortigen Maßstäbe zu erfüllen.

Zeitschriftenband

Zeitschriften können an Ihrer Hochschulbibliothek entweder gedruckt oder elektronisch, dann meist online, vorhanden sein. Gedruckte Zeitschriftenhefte werden jahresweise gebunden. Ein Band (engl.: volume) wird in der Regel aus einem Jahrgang gebildet, der mehrere Hefte (engl.: issue) umfasst. Während Sie in einigen Bibliotheken einzelne Zeitschriftenbände entleihen können, ist in den meisten die Ausleihe nicht möglich. Dann können Sie in den Räumen der Bibliothek den benötigten Aufsatz kopieren oder scannen. Der Zugang an neuen gedruckten Zeitschriftenbänden in den medizinischen Bibliotheken ist rückläufig, da diese ihre Zeitschriftenabonnements vielfach auf einen reinen Online-Zugriff umgestellt haben („e-only").

DOI

Jeder Aufsatz in einer online erscheinenden Zeitschrift ist durch eine Identifikations-Nummer gekennzeichnet, dem Digital Object Identifier (DOI). Damit können die Aufsätze im Internet bereits vor Erscheinen der Zeitschrift nachgewiesen werden. Der Zugriff auf eine lizenzierte Online-Zeitschrift ist innerhalb des Uni-Netzes möglich. Die Erkennung erfolgt meist mittels der IP-Adresse Ihres Rechners, in seltenen Fällen ist ein Passwort notwendig. Außerhalb Ihres Uni-Netzes können Sie über eine VPN-Verbindung (Virtual Private Network) auf das Angebot zugreifen. Dazu müssen Sie auf Ihrem Rechner einen VPN-Klienten installieren. Die Zugangsdaten für eine VPN-Verbindung erhalten Sie über das Rechenzentrum Ihrer Universität, benötigte Passwörter einzelner Zeitschriften über Ihre Bibliothek.

Single Sign-on

Einige Zeitschriften sind auch an manchen Standorten über einen sogenannten Single-Sign-on-Zugang (engl. für Einmalanmeldung) zugänglich. Hier authentifizieren Sie sich an Ihrem Rechner einmalig und haben dann Zugriff auf das gesamte lizenzierte Angebot Ihrer Fakultät, das diesen Zugang erlaubt.

Sind Sie auf der Suche nach Informationen zu einem bestimmten Thema und wissen von keinem Buch und keinem Zeitschriftenaufsatz, die Ihnen weiterhelfen können, dann gestaltet sich die Suche nach thematisch relevanter Literatur wie die Suche nach der „Nadel im Heuhaufen". Während der Bibliothekskatalog Ihnen bei der Suche nach Lehrbüchern, Büchern und Zeitschriften an sich weiterhilft, benötigen Sie für die Recherche nach einzelnen Aufsätzen aus einer Zeitschrift andere Instrumente. Hier werden Datenbanken für Sie interessant. Diese weisen Literatur inhaltlich nach, indem Medien sowie jeder einzelne Aufsatz einer Zeitschrift formal erfasst werden und durch einige wenige Begriffe thematisch beschrieben werden. Mithilfe der richtigen Suchstrategie können Sie daher relevante Zeitschriftenaufsätze und Buchkapitel in einer Datenbank finden. Die Recherche in Datenbanken wird in den nächsten Kapiteln ausführlich beschrieben.

Datenbank

Der Begriff Audiovisuelle Medien (kurz AVM) stammt noch aus der Zeit, als digitale Lernprogramme zuerst auf CD-ROM (Compact Disc Read-Only Memory), später verstärkt auf DVD (Digital Versatile Disc) vertrieben wurden, beides physikalische Permanentspeicher für digitale Medien. Bibliotheken entleihen diese analog zu Büchern, oft jedoch mit einer kürzeren Leihfrist. Sie haben die Möglichkeit, die CD-ROM oder die DVD zu Hause in Ihrem Rechner zu nutzen. Leider gehen die Verlage dazu über, DVDs und CD-ROMs verstärkt auf Einzelnutzung zu beschränken. So können diese nicht mehr durch mehrere Nutzer entliehen werden und stellen für Bibliotheken keine sinnvolle Anschaffung mehr dar. Dahinter steckt das Interesse der Verlage, ihre Multimedia-Angebote den Bibliotheken in einer campusweiten oder mehrfachen Lizenz anzubieten, dies natürlich für einen entsprechend höheren Preis.

AVM

Jede Hochschulbibliothek hat die Verpflichtung, die an ihrer Hochschule angefertigten Dissertationen zu übernehmen und ihren Nutzern zur Verfügung zu stellen. In geringerem Umfang finden Sie an Ihrer Bibliothek auch Dissertationen anderer Universitäten. Bei Habilitationsschriften gibt es meist keine Abgabepflicht, dennoch stellt die Bibliothek diese nach Möglichkeit ein, insofern sie ein Exemplar erhält. Seit ca. 15 Jahren können Doktorarbeiten auch elektronisch veröffentlicht werden. Ihre Bibliothek nimmt dann die entsprechende URL (engl.: Uniform Resource Locator, dt.: einheitlicher Quellenanzeiger) oder URN (engl.: Uniform Resource Name, dt.: einheitlicher Quellenname) in ihren Katalog auf und pflegt die Dissertation in ihren Hochschulschriftenserver ein. Über die einzelnen Hochschulschriftenserver

Dissertation

und über den Katalog der Deutschen Nationalbibliothek sind die elektronischen Dissertationen in der Regel frei zugänglich (siehe Kapitel Katalog der Deutschen Nationalbibliothek).

1.2 Dienstleistungsangebot der Medizinischen Bibliothek

Bibliotheken erwerben Medien, weisen sie in ihren Instrumenten nach, um sie dann an ihre Nutzer zu entleihen bzw. sie ihnen in den Räumen der Bibliothek zur Verfügung zu stellen. Neben diesem Kerngeschäft werden in einer medizinischen Bibliothek eine Reihe zusätzlicher Dienstleistungen angeboten.

Kurse

So bieten sie Kurse zu ihrem Medienangebot an. Dazu zählen Führungen durch die Bibliothek, Vorstellung des Kataloges und anderer Nachweisinstrumente sowie Schulungen zu Datenbanken und Literaturverwaltungsprogrammen.

Tipp

Zwei Kurse, die die Bibliothek anbietet, sind sehr hilfreich in Vorbereitung auf Ihre Doktorarbeit. In einem Einführungskurs in die Datenbank MEDLINE zeigt man Ihnen, wie Sie Literatur für Ihre Doktorarbeit finden können. In einem Kurs zu Literaturverwaltungsprogrammen lernen Sie, wie Sie bequem aus MEDLINE heraus die Treffer in das Literaturverzeichnis Ihrer Dissertation exportieren können.

Arbeitsplatz

Bibliotheken stellen Arbeitsplätze zur Verfügung. Dort können Sie sich in Ihre Bücher oder Skripte vertiefen. Oder Sie arbeiten mit Ihrem eigenen Laptop und greifen über das drahtlose lokale Netzwerk Ihrer Hochschule (W-LAN, engl.: Wireless Local Area Network) auf das elektronische Angebot Ihrer Bibliothek zu. Oder Sie arbeiten an einem der Bibliotheks-Rechner. Einige Bibliotheken bieten auch Gruppenarbeitsräume an.

Fernleihe: Buch

Keine Bibliothek ist in der Lage, alle verlangten Medien zu erwerben und zur Verfügung zu stellen. Benötigen Sie ein Buch, das Ihre Bibliothek nicht besitzt, das aber an einer anderen Bibliothek in Deutschland vorhanden ist, können Sie es über die Fernleihe bestellen. Der Begriff Fernleihe steht für den Überregionalen Leihverkehr zwischen Bibliotheken in Deutschland. Pro Bestellung zahlen Sie durchschnittlich 1,50 Euro. Ist das gewünschte Buch an mehreren Bibliotheken in Deutschland vorhanden, können Sie es nach ungefähr zwei Wochen in Ihrer Bibliothek entleihen. Die Leihfrist weicht von der regulären Ihrer Bibliothek ab, da sie von der liefernden Bibliothek festgelegt wird und der Postweg berücksichtigt werden muss.

Die Zahl weltweit erscheinender Zeitschriften ist extrem hoch. Auch hier kann Ihre Bibliothek nur ein gewisses Kontingent an Zeitschriften lizenzieren. Analog zu den Büchern haben Sie bei nicht vor Ort vorhandenen Zeitschriften die Möglichkeit, Aufsätze über die Fernleihe zu bestellen. Die Bestellung pro Aufsatz kostet ebenfalls 1,50 Euro. Seit dem Inkrafttreten des Zweiten Gesetzes zur Regelung des Urheberrechts in der Informationsgesellschaft am 01.01.2008 können Ihnen diese Aufsätze über die Fernleihe nur noch als Papierausdruck geliefert werden. *Fernleihe: Aufsatz*

Die Fernleihe erfolgt zwischen zwei Bibliotheken und ist durch die Leihverkehrsordnung geregelt. Darüber hinaus bieten einzelne Bibliotheken einen Dokumentlieferdienst an. Hier haben Sie die Möglichkeit, für ein höheres Entgelt einzelne Aufsätze direkt zu bestellen. Einerseits wird Ihre Bestellung bevorzugt bearbeitet, anderseits können Sie auch umgehend eine digitale Kopie per E-Mail erhalten. Besonders interessant für Sie sind dabei die Angebote der ZB MED und des DIMDI (siehe Kapitel ZB MED und DIMDI). *Dokumentlieferdienst*

Subito ist ein Dokumentlieferdienst mehrerer wissenschaftlicher Bibliotheken in Deutschland, zu denen auch die ZB MED gehört. Auch hier haben Sie die Möglichkeit, relativ schnell einen Aufsatz oder ein Buch zu bekommen. Seit dem Inkrafttreten des Zweiten Gesetzes zur Regelung des Urheberrechts 2008 kann subito in Deutschland Dokumente nur noch per Post- oder Faxkopie liefern, außer es wurde ein Lizenzvertrag mit dem entsprechenden Verlag abgeschlossen. Lizenzverträge erlauben wieder die elektronische Lieferung des Aufsatzes, allerdings zu deutlich verschlechterten Bedingungen und zu höheren Preisen. Auch sind sie mit restriktiven Beschränkungen im Rahmen eines „Digital Rights Management" versehen. Seit Januar 2010 können über subito elektronische Buchinhalte von Werken der Thieme-Verlagsgruppe bezogen werden, wozu auch viele medizinische Lehrbuchtitel zählen. *subito*

Viele Lehrbücher werden im Abstand von wenigen Jahren korrigiert, inhaltlich überarbeitet, aktualisiert und erweitert, um dann als nächste Auflage zu erscheinen. Da das Platzangebot in den Bibliotheken begrenzt ist und ältere Auflagen in den meisten Fachgebieten wirklich schnell veralten, scheiden viele Bibliotheken ältere Auflagen aus und veräußern diese an ihre Nutzer. Manche Bibliotheken bieten einen regelmäßigen Flohmarkt an, andere ihn mehrmals im Jahr. Hier haben Sie die Möglichkeit, für wenig Geld teilweise noch gut erhaltene Lehrbücher zu kaufen, die aber natürlich nicht dem aktuellsten Wissensstand entsprechen. *Flohmarkt*

2 Bibliothekskataloge

Katalog

Der Katalog ist traditionell das wichtigste Nachweisinstrument einer Bibliothek. Jedes Medium wird dort verzeichnet (katalogisiert) und inhaltlich erschlossen. Man unterscheidet dabei zwischen einer Formalerschließung und einer inhaltlichen Erschließung. Erstere dient der Erfassung und Verzeichnung der bibliographischen Angaben wie Titel, Autor, Erscheinungsjahr und Verlag, aber auch des Standortes in der Bibliothek. Haben Sie von Ihrem Professor eine Literaturliste erhalten, gehen Sie damit zum Katalog und suchen anhand der bibliographischen Angaben die jeweiligen Signaturen heraus. Dank der inhaltlichen Erschließung können Sie nach Medien zu bestimmten Themen im Katalog suchen. Nehmen wir an, Sie sind auf der Suche nach einem Lehrbuch der Endokrinologie, aber Ihr Professor hat Ihnen keines in der Vorlesung vorgeschlagen. Dann geben Sie im Katalog Ihrer Bibliothek das Stichwort Endokrinologie ein. Anschließend werden Ihnen alle Medien angezeigt, die inhaltlich passen könnten. Suchen Sie nach speziellen Aspekten der Endokrinologie, dann geben Sie diese ebenfalls in das Suchfeld ein. Als Ergebnis erhalten Sie alle Medien angezeigt, die sich mit diesen ausgewählten Aspekten beschäftigen. Anhand der Signaturen der Medien können Sie diese dann im Regal finden oder aus dem Magazin bestellen. Der Katalog gewährleistet demnach, dass jedes Buch und jede Zeitschrift anhand einer eindeutigen Signatur in der Bibliothek gefunden werden kann.

Zettelkatalog

Im Laufe der Jahrzehnte und Jahrhunderte hat sich die Form der Bibliothekskataloge gravierend verändert, was zu Brüchen im Katalog Ihrer Hochschulbibliothek führte. Die letzte bedeutende Änderung des Kataloges erfolgte in den vergangenen 15 Jahren bei der Umstellung von den vormals benutzten Zettelkatalogen hin zum digitalen Katalog. Zettelkataloge verzeichneten auf separaten Karteikarten die einzelnen Medien und wurden in alphabetische Kataloge und Schlagwortkataloge unterteilt. In ersteren waren die Medien alphabetisch sortiert, in letzteren nach Schlagwörtern erfasst. Während bei der Umstellung auf den digitalen Katalog neu erworbene Medien sofort in den digitalen Katalog aufgenommen wurden, mussten ältere Bestände umständlich und zeitintensiv übertragen werden. In den meisten Hochschulbibliotheken gibt es einen kleinen älteren Restbestand, der noch nicht im digitalen Katalog verzeichnet ist. Glücklicherweise haben fast alle medizinischen Bibliotheken die rückwärtige Erfassung abschließen können.

Bibliothekskataloge — 9

2.1 OPAC

Jede Hochschulbibliothek in Deutschland hat mittlerweile ihren Bestand digital verzeichnet. Während früher die Suche nach einem bestimmten Buch, wenn es nicht sofort am Regal gefunden werden konnte, mühsam in einem Zettelkatalog in der Bibliothek erfolgen musste, kann man sich jetzt bequem vor einen Computer innerhalb oder außerhalb der Bibliothek setzen und den Online-Katalog aufrufen (OPAC, engl.: Online Public Access Catalogue). Nach einer Recherche im Katalog werden Ihnen alle Medien der Bibliothek angezeigt, die die Kriterien Ihrer Suchanfrage erfüllen.

Die Sicht des OPACs unterscheidet sich von Bibliothek zu Bibliothek. Bei einigen ist ein einfaches Suchfeld voreingestellt. Dort suchen Sie je nach Auswahl nach dem Titel oder Wörtern aus dem Titel (Stichwörter) oder nach dem Autor oder nach anderen Parametern, die aussagekräftig genug sind, um zu Ergebnissen zu kommen (Verlag, Jahr, Schlagwort, Signatur).

OPAC

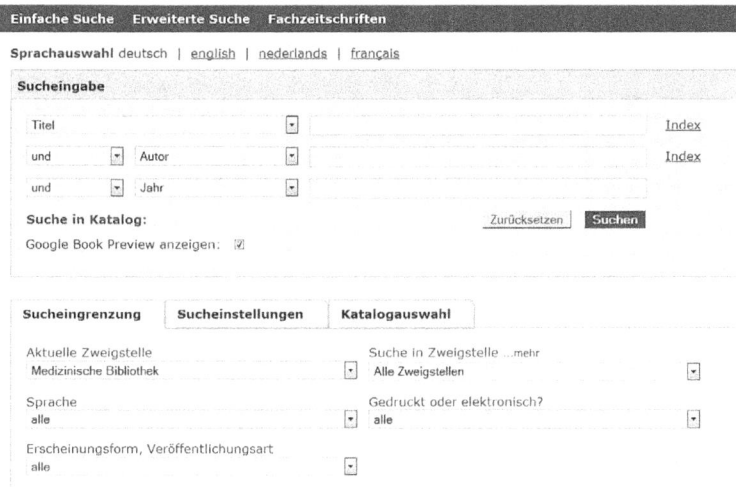

Abb. 1: Suchoberfläche des OPACs der RWTH Aachen

Andere Bibliotheken präferieren eine „erweiterte Suche" (Abb. 1). Meist haben Sie dort drei Suchfelder zur Verfügung. Damit können Sie im Katalog parallel nach dem Buch eines Autors suchen, welches in einem bestimmten Jahr erschienen ist. Oder Sie suchen nach einer Zeitschrift, wissen aber nur Teile des Titels, kennen dafür jedoch den Verlag. Dann geben Sie die Ihnen bekannten Wörter des Titels ein, en-

Erweiterte Suche

gen die Suche auf den Verlag ein und führen die Suche aus. Manche OPACs bieten Ihnen neben den Suchfeldern zusätzliche Einschränkungen an. So können Sie sich in Abb. 1 im Feld Erscheinungsform, Veröffentlichungsart für eine Zeitschrift entscheiden und Ihnen werden zu Ihrer Suchanfrage tatsächlich nur die Zeitschriften angezeigt und nicht etwa Bücher gleichen Titels des gleichen Verlages.

Discovery Search

Einzelne Bibliotheken vereinen ihre unterschiedlichen Nachweisinstrumente (OPAC, Hochschulbibliographie, einige Datenbanken, die Bibliothekswebseite) durch ein Discovery-System. Dieses bietet Ihnen die Möglichkeit, in einem einzigen Suchfeld den gesamten Medien-Bestand der Hochschulbibliothek zu durchsuchen. Aufgrund der Komplexität der unterschiedlichen Instrumente wird Ihnen zur Konkretisierung der Suchanfrage meist trotzdem die Eingrenzung nach bestimmten Parametern angeboten oder Sie können den Suchschlitz durch drei Suchfelder ersetzen. Die Sächsische Landesbibliothek – Staats- und Universitätsbibliothek Dresden (SLUB) ist diesen Weg gegangen. In Abb. 2 sehen Sie den Suchschlitz der SLUB, der eine Suche in allen Kategorien ausführt. Sie haben aber die Möglichkeit, Ihre Suche auf ein einzelnes Feld wie Autor oder Titel zu beschränken.

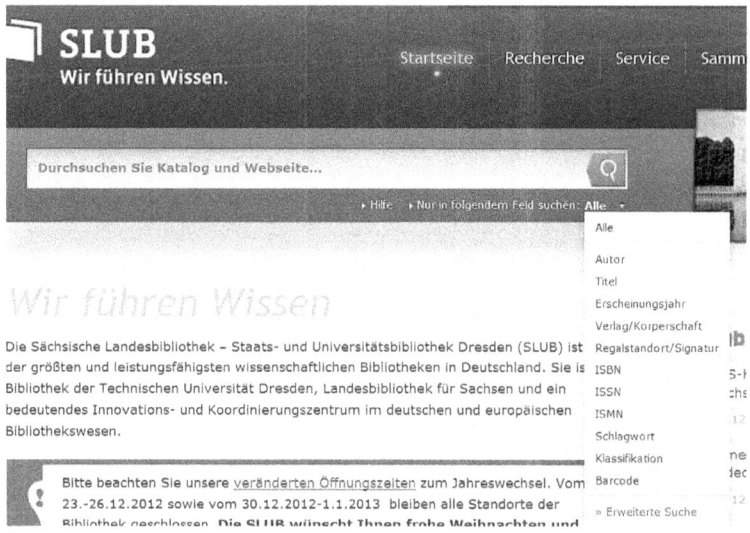

Abb. 2: Discovery Search der SLUB Dresden

2.2 Katalog der Deutschen Nationalbibliothek

Die Geschichte der Deutschen Nationalbibliothek ist jung und durch die Teilung Deutschlands im 20. Jahrhundert geprägt. 1912 wurde sie in Leipzig als Deutsche Bücherei durch den Börsenverein der Deutschen Buchhändler zu Leipzig als Archivbibliothek gegründet. Ihr Auftrag bestand darin, ab 1913 das nationale Schrifttum vollständig zu sammeln und zu archivieren. Das beinhaltete sämtliche in Deutschland erschienene deutschsprachige und fremdsprachige Literatur sowie die ausländische Literatur in deutscher Sprache. Die Literatur sollte in einer Nationalbibliographie verzeichnet und für jedermann unentgeltlich zur freien Verfügung gestellt werden. Nach der Teilung Deutschlands als Folge des 2. Weltkrieges verlor die Deutsche Bücherei ihren Status als gesamtdeutsche Archivbibliothek. In Frankfurt am Main wurde die Deutsche Bibliothek als Archivbibliothek für den westdeutschen Bereich gegründet. In Ostdeutschland setzte die Deutsche Bücherei ihre Tätigkeiten fort. Mit der Wiedervereinigung Deutschlands wurden die Deutsche Bücherei und die Deutsche Bibliothek zu Die Deutsche Bibliothek mit Sitz in Leipzig und Frankfurt vereinigt und 2006 in Die Deutsche Nationalbibliothek (DNB) umbenannt.

DNB

Der Name ist umstritten, da im Gegensatz zu Nationalbibliotheken anderer Länder das Sammelgebiet der DNB im Wesentlichen erst mit dem Erscheinungsjahr 1913 beginnt. Ältere deutschsprachige Literatur wird durch mehrere Bibliotheken im Rahmen des Programmes Sammlung Deutscher Drucke erworben und archiviert. Für die Literatur des Auslandes sind die Sondersammelgebietsbibliotheken und die Zentralen Fachbibliotheken zuständig. Für die Medizin hat die Zentralbibliothek Medizin in Köln und Bonn diese Aufgabe übernommen (siehe Kapitel ZB MED).

Sondersammelgebiete

Für das Fach Medizin ist die DNB vor allem wegen der Sammlung von Dissertationen interessant. Die Deutsche Nationalbibliothek weist alle in Deutschland erschienenen Dissertationen nach, teilweise auch die ausländischen Dissertationen deutscher Staatsbürger. Da es kein vollständiges Verzeichnis aller gedruckten und elektronischen medizinischen Dissertationen in Deutschland gibt, hat man nur hier die Möglichkeit, im Gesamtbestand zu recherchieren. Dazu rufen Sie im Katalog der DNB die „Erweiterte Suche" auf (Abb. 3) und wählen das Feld Hochschulschriftenvermerk. Wenn Sie dort die Abkürzung: [Diss] eingeben und Ihre Suchanfrage bestätigen („Finden"), dann werden Ihnen alle Dissertationen angezeigt, die im Katalog der DNB nachgewiesen sind. Sie haben die Möglichkeit, Ihre Suche auf bestimmte Jahre oder einen bestimmten Ort zu beschränken.

Dissertationen

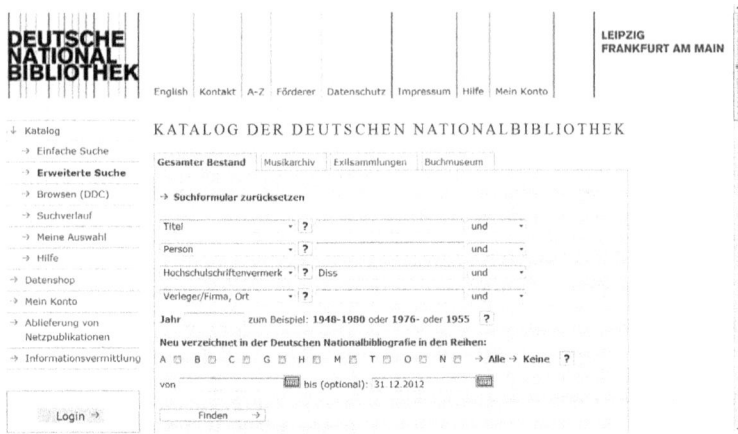

Abb. 3: Einschränkung auf Dissertationen im Katalog der DNB

Medizin

Möchten Sie die im Katalog der DNB verzeichneten Dissertationen auf die medizinischen eingrenzen, dann wählen Sie unterhalb der Suchfelder den Reiter Sachgruppen aus, scrollen bis zur Sachgruppe Technik, Medizin, angewandte Wissenschaften und setzen ein Häkchen in das Feld 610 Medizin, Gesundheit (Abb. 4). Achten Sie darauf, dass im Suchfeld Hochschulschriftenvermerk noch die Auswahl [Diss] steht. Anschließend können Sie Ihre Suchanfrage starten.

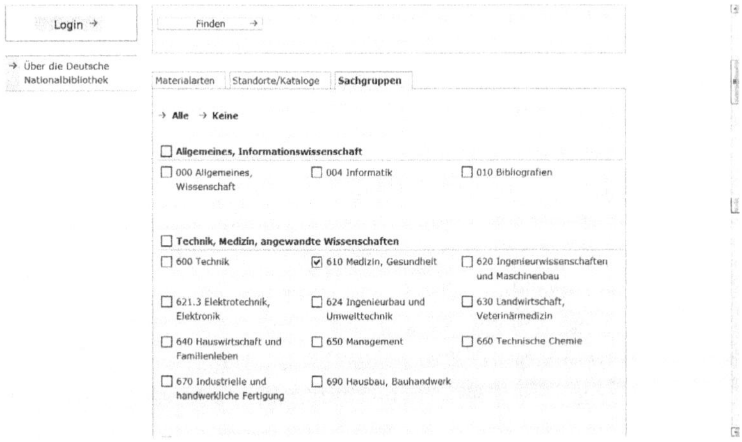

Abb. 4: Einschränkung auf das Fach Medizin im DNB-Katalog

2.3 Verbundkataloge

Viele wissenschaftliche Bibliotheken in Deutschland haben sich in Verbünden zusammengeschlossen, um ihre Bestände gemeinsam nachzuweisen und sich im überregionalen Leihverkehr besser zu vernetzen. Auch werden zentrale Dienstleistungen angeboten. Teilweise haben sich Bibliotheken innerhalb eines Bundeslandes zusammengetan, so im Bibliotheksverbund Bayern (BVB), im Hochschulbibliothekszentrum Nordrhein-Westfalen (hbz) und im Hessischen BibliotheksInformationsSystem (HeBIS). Berlin und Brandenburg haben zusammen den Kooperativen Bibliotheksverbund Berlin-Brandenburg (KOBV) gegründet. Dem Südwestdeutschen Bibliotheksverbund (SWB) gehören Bibliotheken aus dem Saarland, Baden-Württemberg und Sachsen an. Wissenschaftliche Bibliotheken der restlichen Bundesländer (Niedersachsen, Sachsen-Anhalt, Thüringen, Hamburg, Bremen, Schleswig-Holstein und Mecklenburg-Vorpommern) einschließlich der Stiftung Preußischer Kulturbesitz mit der Staatsbibliothek zu Berlin sind Mitglied im Gemeinsamen Bibliotheksverbund (GBV).

Bibliotheksverbund

Das wichtigste Instrument eines Bibliotheksverbundes für den einzelnen Bibliotheksnutzer ist der Verbundkatalog (Abb. 5). Benötigen Sie ein Buch oder eine Zeitschrift, die an Ihrer Bibliothek nicht vorhanden sind und die Fernleihe dauert Ihnen zu lange? Oder die besitzenden Bibliotheken verschicken das Buch aus unterschiedlichen Gründen nicht über die Fernleihe? Dann können Sie im Verbundkatalog prüfen, ob das gewünschte Medium in einer Bibliothek einer benachbarten Stadt vorhanden ist und es selbst vor Ort entleihen, kopieren oder im Lesesaal studieren.

Verbundkatalog

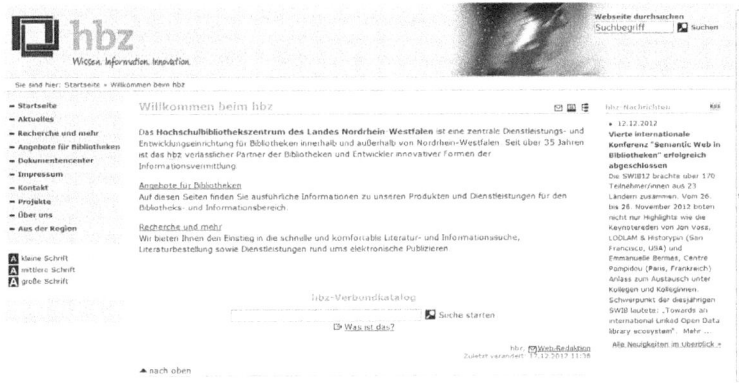

Abb. 5: Verbundkatalog des hbz

2.4 Karlsruher Virtueller Katalog

KVK

Der Karlsruher Virtuelle Katalog (KVK) ist ein frei verfügbarer Online-Dienst der zentralen Bibliothek des Karlsruher Instituts für Technologie (KIT). Dabei handelt es sich um eine Metasuchmaschine, die eine parallele Suche in deutschen, österreichischen, schweizerischen und weiteren internationalen Bibliothekskatalogen online ermöglicht. Somit hat er für den deutschsprachigen Raum die Bedeutung eines Gesamtkataloges aller Bibliotheken. Auch können zeitgleich Buchhandelskataloge, die wissenschaftliche Suchmaschine BASE, das Angebot von Google Books sowie das internationale Verzeichnis der Open-Access-Zeitschriften DOAJ durchsucht werden.

Tipp

Eine Suche nach Informationen zu konkreten medizinischen Themen im KVK macht aufgrund des weltweit umfangreichen Bestandes an medizinischer Literatur nur Sinn bei sehr speziellen Themen. Ansonsten sollten Sie sich im KVK auf die Suche nach Ihnen bekannten Medien beschränken, um deren Verfügbarkeit an anderen Standorten zu erfahren, wenn diese vor Ort bei Ihnen nicht vorhanden sind.

Seit 1996 ist der KVK für jedermann über das Internet frei zugänglich (Abb. 6).

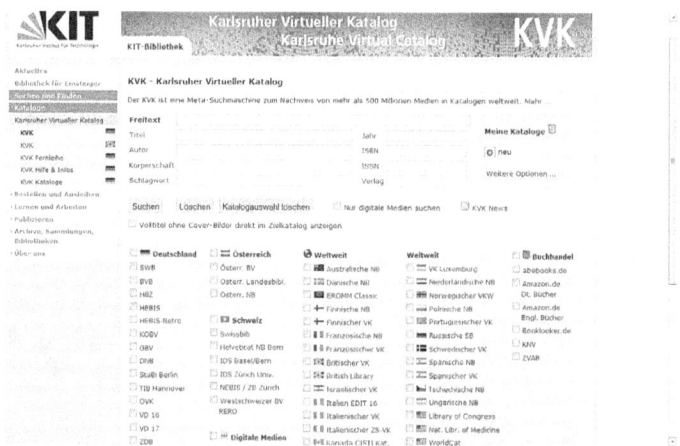

Abb. 6: Karlsruher Virtueller Katalog

Suchkategorien

Da die einzelnen Kataloge sehr unterschiedlich in ihrer Konfiguration und Funktionalität sein können, werden in den Suchfeldern des KVK nur ausgewählte Kategorien abgefragt. Im Freitext-Suchfeld kann man allerdings auch Kategorien der ursprünglichen Kataloge durchsuchen, die nicht in den anderen Suchfeldern des KVK (Titel, Autor, Körperschaft, Schlagwort, Jahr, ISBN, ISSN, Verlag) abgebildet werden, mit mehr oder weniger gutem Erfolg. Die voreingestellte UND-Verknüpfung der einzelnen Suchfelder lässt sich nicht verändern. Bei einer UND-Verknüpfung werden Ihnen nur die Medien angezeigt, in denen alle angegebenen Suchkriterien vorkommen. Je mehr Felder Sie ausfüllen, umso weniger Treffer erhalten Sie demnach (siehe dazu das Kapitel Fachdatenbanken). Literatur bestimmter Autoren werden wie in den meisten Katalogen in der Form: Nachname, Vorname gesucht. Um eine Recherche im KVK ausführen zu können, müssen Sie mindestens einen Katalog ausgewählt haben. Bei einem Häkchen in das Feld Deutschland werden alle deutschen Verbundkataloge und der Katalog der Deutschen Nationalbibliothek in die Suche einbezogen.

3 Suchmaschinen und Fachportale

3.1 Allgemeine Internetsuchmaschinen

Allgemeine Suchmaschinen durchsuchen mit eigenen Softwareprogrammen automatisch das Internet nach Suchbegriffen, folgen systematisch den Hyperlink-Verzweigungen und indexieren die einzelnen Seiten. Mit Hilfe des Indexes ist es dem Nutzer dann möglich, innerhalb weniger Sekunden Informationen im Internet zu finden, die zu seiner Suchanfrage passen könnten. Oft werden auch Rechtschreibfehler der Suchbegriffe ignoriert und die Suchanfrage inhaltlich ergänzt.

Allerdings werden weniger als 60 % der im Internet vorhandenen Informationen gefunden. Geschützte Daten, kostenpflichtige Angebote, auch die Inhalte von Datenbanken, die ein sogenanntes Invisible Web, auch Deep Web genannt, bilden, bleiben den allgemeinen Suchmaschinen verschlossen.

Deep Web

Bei einer Recherche sollten Sie mehrere Suchmaschinen nutzen und die Ergebnisse vergleichen. Die Indexe der einzelnen Suchmaschinen unterscheiden sich und liefern daher abweichende Trefferlisten.

Tipp

Die nach einer Recherche in einer Suchmaschine erhaltenen Treffer sind noch aus anderen Gründen kritisch zu sehen. Einerseits ist oft die Trefferzahl sehr hoch. Zahlreiche Webseiten werden mehrfach, meist

Ranking

nur mit kleinen Unterschieden gelistet. Viele Suchmaschinen legen ihr Ranking nicht offen, d. h. die Sortierung in der Trefferliste ist schwer zu bewerten. Im Ranking berücksichtigt werden meist Häufigkeit und Position der Suchbegriffe im Dokument sowie die gegenseitigen Hyperlink-Verzweigungen, da davon ausgegangen wird, dass eine Seite umso wichtiger ist, je häufiger auf sie verlinkt wird. Das nutzen einige Internetseiten gezielt aus, um sich im Ranking einer Suchmaschine weiter nach oben zu bringen. Auch finden sich unter den Treffern viele Webseiten kommerzieller Anbieter, die für die wissenschaftliche Arbeit weniger von Bedeutung sind. Suchmaschinen merken sich ferner die Suchanfragen anderer Nutzer und bieten Ihnen als erste Ergebnisse die Seiten an, die von anderen, überwiegend nicht wissenschaftlich interessierten Nutzern des Internets, geöffnet wurden. Nachgeordnet sind in der Regel die für Sie wichtigeren wissenschaftlichen Seiten. Sehr ärgerlich ist auch die häufig mangelnde Aktualität der Ergebnisliste. Suchmaschinen überprüfen nur in unregelmäßigen Abständen die bereits indexierten Seiten. Daher befinden sich unter Ihren Treffern etliche, deren URL nicht mehr stimmt oder die im Internet gar nicht mehr vorhanden sind.

Google

Marktführer unter den allgemeinen Internetsuchmaschinen ist seit etlichen Jahren die Suchmaschine Google. Sie gehört dem US-amerikanischen Unternehmen Google Inc. und ist seit 1998 online. Der Anteil an Suchanfragen in Google gegenüber anderen Suchmaschinen liegt in Deutschland bei über 80 %, gefolgt von Bing der Firma Microsoft (Abb. 7), T-Online (verwendet Bing), Yahoo (verwendet Google) und ask.com.

Bing

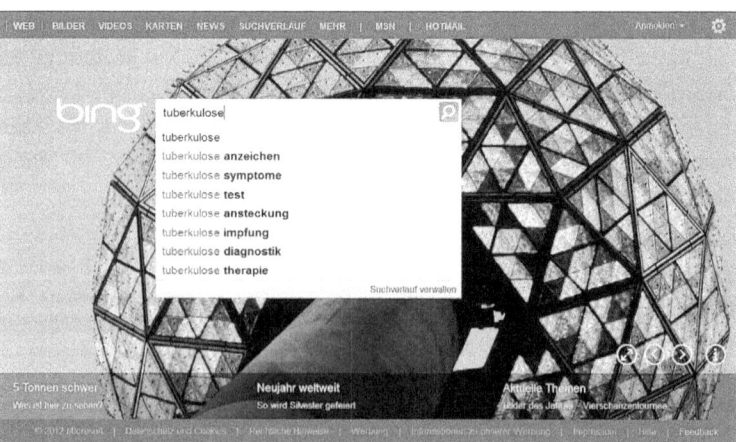

Abb. 7: Suche nach Informationen zur Tuberkulose in Bing

3.2 Wissenschaftliche Suchmaschinen

Ein Großteil der Bevölkerung nutzt das Internet, um Informationen zu bestimmten Krankheitsbildern und Therapiemöglichkeiten zu finden. Medizinische Fragestellungen und deren Beantwortung durch Laien sind sehr populär und verbreitet. Daher sind Recherchen zu medizinischen Themen in allgemeinen Suchmaschinen schwierig. Die ersten und häufigsten Treffer weisen meist auf Foren hin, wo Laien Tipps für Laien geben. Zwar mischen sich auch wissenschaftlich fundierte Quellen darunter, aber diese vernünftig zu filtern, ist nahezu unmöglich. Dazu sind die Indexe der einzelnen Suchmaschinen und deren Rankings zu undurchschaubar. Oft werden Seiten von Laien auch häufiger aufgerufen und rutschen daher in der Popularität und damit im Ranking nach vorn.

Während Google & Co mehr oder weniger das gesamte Internet durchsuchen, beschränken sich wissenschaftliche Suchmaschinen auf wissenschaftsnahe Quellen. Dadurch liefern sie für Lehre und Forschung qualitativ hochwertigere Treffer. Zu den bekanntesten Vertretern gehören die Bielefeld Academic Search Engine (BASE), Google Scholar, die Suchmaschine OAIster der Universität von Michigan, Scirus des Elsevier-Verlages und Scientific Commons der Universität St. Gallen.

Scirus ist ein Angebot des Elsevier-Verlages und verzeichnet wissenschaftliche Publikationen aus dem technischen und medizinischen Bereich (Abb. 8). Im April 2001 gestartet, erlaubt Scirus die Recherche in englischer Sprache von mittlerweile über 545 Millionen Dokumenten und Webseiten im Volltext. Scirus dient gleichzeitig als Zitationsdatenbank, da auch Literaturangaben gesammelt werden. Die Kurzzusammenfassungen (Abstracts) der einzelnen Artikel Ihrer Trefferliste sind in der Regel kostenlos verfügbar, die meisten Aufsätze dagegen sind kostenpflichtig. Da der Fokus von Scirus auf Webseiten spezieller wissenschaftlicher Anbieter wie MEDLINE (medizinische Datenbank), BioMed Central (Portal biomedizinischer Zeitschriften), ScienceDirect (Online-Angebote des Elsevier-Verlages einschließlich vieler medizinischer Zeitschriften) und der BMJ-Group (British Medical Journal) liegt, kann sie für die medizinische Literaturrecherche wichtige Ergebnisse liefern.

Google Scholar (Abb. 9) ist eine Suchmaschine des Unternehmens Google Inc. und indexiert sowohl kostenlose als auch kostenpflichtige wissenschaftliche Dokumente. Um tiefer in das Deep Web eindringen zu können, schloss Google mit wissenschaftlichen Verlagen, Fachgesellschaften und Berufsverbänden eine Vereinbarung, um deren Inhalte indexieren zu können und in die Recherche mit einzubinden. Neben den

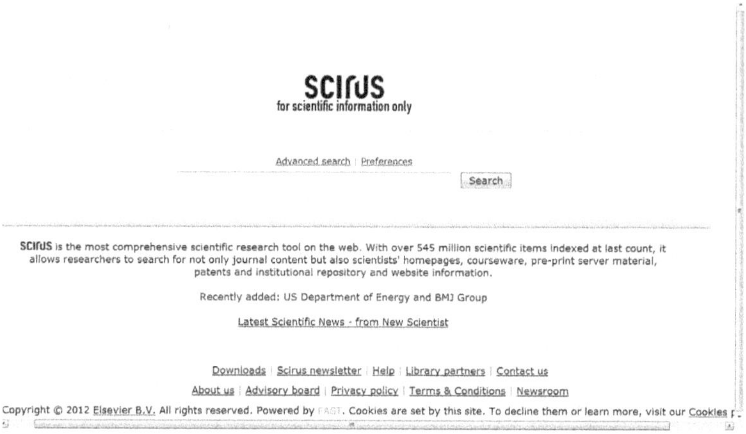

Abb. 8: Startseite von Scirus, Elsevier B. V.

Seiten kommerzieller Anbieter durchsucht Google Scholar auch private und institutionelle Webseiten sowie Open-Access-Publikationen. Zu den indexierten Dokumenten gehören vor allem Zeitschriftenartikel, Bücher und technische Berichte. Aber auch Seminararbeiten, Vorträge, Vorabdrucke (Preprints) und Konferenzbeiträge werden erschlossen. Außerdem sind Volltexte aus Google Books integriert. Im Unterschied zu den Fachdatenbanken (siehe Kapitel Fachdatenbanken) analysiert und indexiert Google Scholar Volltexte und nicht nur die bibliographischen Angaben, Abstracts und Schlagwörter. Auch erfolgt die Indexierung nicht intellektuell, sondern maschinell auf der Basis von Algorithmen.

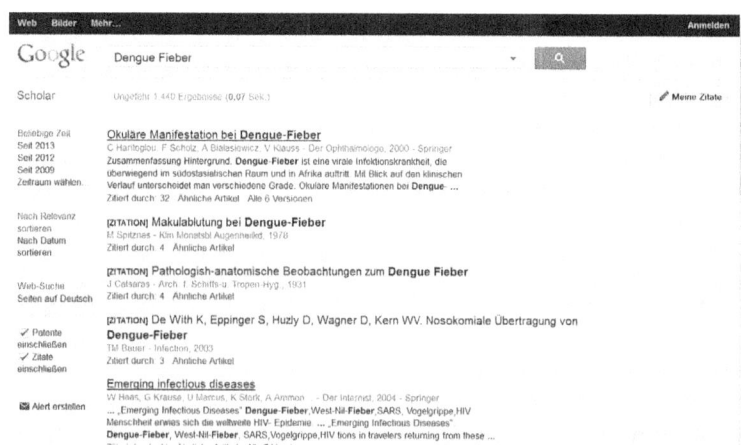

Abb. 9: Suche nach Dengue-Fieber in Google Scholar

Nach einer Recherche zeigt Google Scholar die bibliographischen Angaben in einer Trefferliste an, sortiert nach Relevanz. Zu beachten ist, dass die wissenschaftliche Qualität der einzelnen Dokumente sehr verschieden sein kann, da ein Beitrag in einer Fachzeitschrift, der dazu noch ein Peer-Review-Verfahren durchlaufen hat, für die wissenschaftliche Kommunikation wesentlich wichtiger ist als ein selbstveröffentlichter Vortrag auf einer privaten Webseite.

BASE und Scientific Commons indexieren vor allem Dokumentenserver, OAIster sucht nach Dokumenten auf Servern, die dem OAI-Standard (Open Archive Initiative) entsprechen.

Da in Google Scholar, BASE, Scientific Commons und OAIster der gesamte Wissenschaftsbereich abgedeckt wird, ist der medizinische Anteil entsprechend gering.

3.3 Online-Enzyklopädien

Lexika und Enzyklopädien waren und sind unentbehrliche Nachschlagewerke, die schnell und bequem über konkrete Inhalte informieren können. Gedruckte Lexika wie der Brockhaus haben seit jeher das Problem, bei aktuellen Fragestellungen schnell zu veralten. Als Universallexika waren sie jedoch alternativlos. Moderner und aktueller sind heute Online-Enzyklopädien. Die bekannteste und umfangreichste, vor allem aber kostenfreie, ist Wikipedia.

Wikipedia wird von der Wikimedia Foundation, Inc. betrieben und finanziert sich über Spenden. Sie enthält inzwischen Beiträge in rund 285 Sprachen. Dabei handelt es sich genaugenommen nicht um eine Wikipedia, deren Artikel in verschiedene Sprachen übersetzt werden, sondern um viele einzelne Wikipedias, die sich in ihren Inhalten und auch in den Regelungen voneinander unterscheiden können. Die älteste, größte und am häufigsten aufgerufene ist die englischsprachige Wikipedia, dicht gefolgt von der deutschsprachigen. Beide gibt es seit 2001.

Aufgrund der breiten Autorenschaft ist Wikipedia in der Wissenschaft nicht unumstritten. Zwar findet eine redaktionelle Kontrolle der einzelnen Beiträge statt. Doch bedingt durch die Mannigfaltigkeit der Inhalte ist der wissenschaftliche Gehalt eines einzelnen Artikels für den unkundigen Leser schwer einzuschätzen. Bei naturwissenschaftlichen und auch medizinischen Themen ist im Gegensatz zu allgemeineren Bereichen die Qualität jedoch recht hoch, da hier als Autoren vor allem Wissenschaftler selbst die Beiträge verfassen. Der größte Vorteil von Wikipedia liegt allerdings darin, dass sie Informationen zu fast allen Themen beinhaltet.

Zum Einstieg in ein neues Thema kann Wikipedia Ihnen wertvolle Informationen liefern. Auch zur Auffrischung bereits behandelter Themen ist Wikipedia hilfreich. Darüber hinaus sollten Sie aber wissenschaftliche Informationsquellen benutzen, die von der gesamten Fachwelt akzeptiert werden.

> **Tipp**
>
> Nutzen Sie durchaus Wikipedia in Vorbereitung auf Klausuren und Prüfungen. Aber überprüfen Sie die Informationen durch andere Quellen. Nicht alle Informationen sind immer vertrauenswürdig.

3.4 Virtuelle Fachbibliotheken – MEDPILOT

ViFaBib

Vor mehr als zehn Jahren begannen Bibliotheken und andere Informationseinrichtungen mit der Gründung von Virtuellen Fachbibliotheken (ViFaBib). Unter einer Oberfläche sollten sämtliche Informationsquellen im Internet fachspezifisch zusammengetragen und über ein Portal gemeinsam recherchierbar gemacht werden. Idealerweise wurde diese Aufgabe von den Sondersammelgebietsbibliotheken übernommen. Deren Aufgabe bestand schon vorher darin, sämtliche Literatur zu einem Gebiet zu sammeln, zu archivieren und zur Verfügung zu stellen. Die Virtuellen Fachbibliotheken werden von der Deutschen Forschungsgemeinschaft (DFG) gefördert. Für das Fach Medizin entwickelte sich daraus das Informationsportal MEDPILOT.

MEDPILOT

Als Gemeinschaftsprojekt der Deutschen Zentralbibliothek für Medizin (siehe Kapitel ZB MED) und des Deutschen Institutes für Medizinische Dokumentation und Information (siehe Kapitel DIMDI) stellt MEDPILOT seit 2003 medizinische Fachinformationen für Ärzte, Studierende und Wissenschaftler bereit. Der Anspruch von MEDPILOT besteht darin, nutzerorientiert, schnell und vor allem datenbankübergreifend Zugriff auf die Informationen zu ermöglichen. Integriert ist eine Bestellkomponente. Daher erhält man nach einer Suchanfrage nicht nur eine Übersicht passender Literatur, sondern kann auch in den meisten Fällen die Aufsätze gleich bestellen. Die Kosten für einen einzelnen Aufsatz variieren in Abhängigkeit von den Primärquellen. In MEDPILOT können Sie im Gegensatz zu den meist internationalen Datenbanken und Portalen auch mit deutschen Begriffen suchen. Dabei werden die Suchbegriffe durch Synonyme und grammatikalische Varianten erweitert. Auch werden Ihnen Treffer in anderen Sprachen angezeigt.

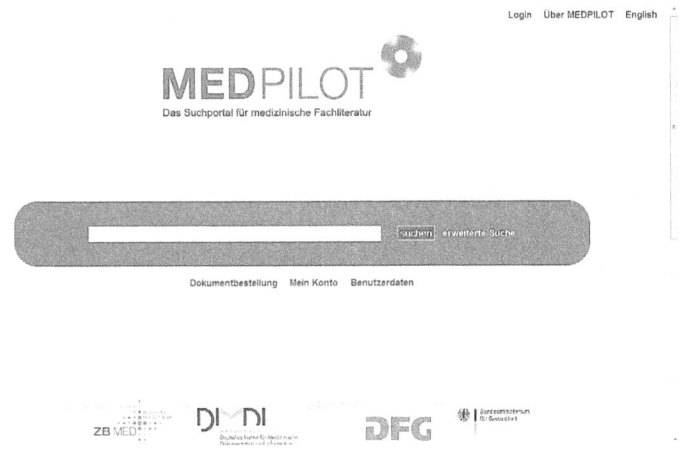

Abb. 10: Startseite von MEDPILOT

Die Startseite von MEDPILOT enthält nur ein Suchfeld für eine „einfache Suche" (Abb. 10). Nach Eingabe der Suchbegriffe in das Feld wird in mehreren Kategorien ausgewählter Datenbanken nach inhaltlich passender Literatur gesucht. Ein Wechsel vom einzelnen Suchfeld in die „erweiterte Suche" ist möglich (Abb. 11). Dort werden Ihnen drei Suchfelder angeboten, die Sie miteinander verknüpfen können (siehe Kapitel Fachdatenbanken, Abschnitt Suchtechniken). Sie können Ihre Anfrage auf Titel (des Buches oder des Aufsatzes in einer Zeitschrift), Autor, Quelle, Verlag, Identifikationsnummern, Schlagwörter und andere Angaben beschränken. Voreingestellt sind die Suchfelder Titel, Autor und Erscheinungsjahr. Unter Einstellungen können Sie die Auswahl der Datenbanken verändern.

Sofort nach dem Start der Recherche werden bereits die ersten Ergebnisse angezeigt und die Suche weiter ausgeführt, bis alle Datenbanken durchsucht wurden und die Trefferliste vollständig ist. Die Ergebnisse werden nach den Datenbanken sortiert, die nacheinander die Ergebnisse lieferten. Im linken Bereich werden Ihnen die Datenbanken mit der jeweiligen Zahl der gelieferten Treffer präsentiert, rechts sehen Sie die Ergebnisliste. Jeder Treffer enthält die bibliographischen Angaben (Autor, Titel etc.) eines Zeitschriftenaufsatzes oder sonstigen Dokumentes und sofern vorhanden auch das Abstract. Anschließend können Sie prüfen, ob und wie Sie an den Text kommen. Elektronische Dokumente (Volltexte) können Sie direkt aufrufen, wenn es keine lizenzrechtlichen Beschränkungen gibt und sie somit frei zugänglich sind (Open Access). Zugriff haben Sie auch auf die Volltexte, für die

Einfache Suche

Erweiterte Suche

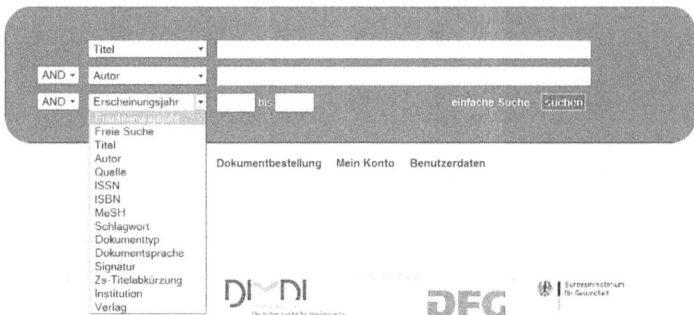

Abb. 11: Auswahlfelder der „erweiterten Suche" in MEDPILOT

Ihre Hochschule Lizenzvereinbarungen mit den Anbietern getroffen hat. Für Sie nicht zugängliche Dokumente können Sie unmittelbar aus MEDPILOT heraus über den Dokumentlieferdienst der ZB MED kostenpflichtig bestellen. Eine Kopie erhalten Sie per E-Mail, Fax oder Post. Viele Zeitschriftenverlage bieten auch die Möglichkeit, über „Pay-per-View" den Aufsatz sofort als elektronische Kopie gegen eine entsprechende Vergütung herunterzuladen. Eine Vielzahl der angezeigten Literaturquellen ist vor Ort in der ZB MED in Köln kostenfrei verfügbar.

4 Fachdatenbanken

Allgemein gesprochen verwaltet eine Datenbank Daten. Im Kontext der Fachinformation unterscheidet man zwischen Fakten- und Literaturdatenbanken. Faktendatenbanken spielen z. B. in der Chemie eine große Rolle. Man kann in ihnen gezielt nach chemischen oder physikalischen Eigenschaften chemischer Verbindungen suchen. Somit sind sie auch für Pharmakologen und Biochemiker von Interesse, die für ihre Forschung bestimmte Chemikalien und Biomoleküle benötigen. Auch Genetiker und Molekularbiologen nutzen Faktendatenbanken. Diese Datenbanken beinhalten DNA-, RNA- oder Proteinstrukturen. Literaturdatenbanken dagegen verzeichnen und erschließen Fachliteratur. Dazu werden überwiegend Aufsätze in Fachzeitschriften ausgewertet, aber es können auch Dissertationen oder wissenschaftliche

Bücher erfasst werden. Die meisten Datenbanken konzentrieren sich aufgrund der Fülle an wissenschaftlichen Veröffentlichungen auf einzelne Fächer, betrachten dabei aber auch die Randgebiete. Um in einer Datenbank schnell und effizient die richtige Literatur zu einem Thema zu finden, helfen Ihnen einige spezielle Techniken. Diese werden nachfolgend vorgestellt. Anschließend wird die wichtigste medizinische Datenbank MEDLINE vorgestellt.

4.1 Suchtechniken

Die hier vorgestellten Suchtechniken können Sie nicht nur in wissenschaftlichen Fachdatenbanken zur systematischen Recherche nutzen. Vielmehr helfen Sie Ihnen auch bei der Recherche in Suchmaschinen, Portalen, also in allen Systemen, die über einen sogenannten Suchschlitz verfügen.

Zum einen haben wir da die Booleschen Operatoren. Das sind logische Operatoren, die auf einer Verknüpfung aus der Booleschen Algebra beruhen. Am bekanntesten sind AND (bzw. UND), OR (bzw. ODER) und NOT (bzw. NICHT oder UND NICHT). Die meisten Datenbanken verwenden die englischen Begriffe. Mit diesen Operatoren können Sie in der Suchanfrage mehrere Suchbegriffe in einem oder verschiedenen Suchfeldern verknüpfen. In der Ergebnisliste wird Ihnen dann die entsprechende Schnittmenge angezeigt. Bei einer UND-Verknüpfung erhalten Sie die Nachweise, in denen alle Suchbegriffe enthalten sind. Bei der Verwendung des ODER-Operators muss mindestens einer der Begriffe enthalten sein. Bei der NOT-Verknüpfung darf der letzte Suchbegriff nicht enthalten sein. In Abb. 12 entsprechen die blauen Bereiche der jeweils angezeigten Treffermenge.

Boolescher Operator

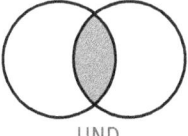
UND

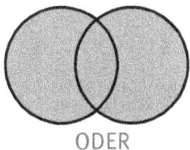
ODER

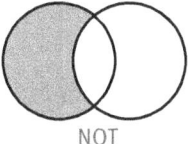
NOT

Abb. 12: Schematische Darstellung der Booleschen Operatoren

Suchen Sie z. B. in einer Datenbank nach Literatur zur Behandlung von Schmerzen, dann schreiben Sie ins Suchfeld: [Schmerz UND Behandlung]. Ihnen werden dann alle in der Datenbank enthaltenen Literatur-

UND

stellen angezeigt, in denen es um die Schmerzbehandlung geht. Interessiert Sie ein bestimmter Schmerz, dann ergänzen Sie entsprechend die Suchanfrage: [Schmerz UND Behandlung UND Arthrose].

Tipp

Um Verwechslungen zu vermeiden, sollten Sie die Operatoren immer mit Großbuchstaben schreiben. Groß- oder Kleinschreibung bei den Suchbegriffen selbst spielt dagegen meist keine Rolle.

ODER

Unsere natürliche Sprache ist sehr synonymreich. Viele Sachverhalte können durch verschiedene Begriffe beschrieben werden. Suchen Sie z. B. nach Literatur zur Therapie bestimmter Krankheiten, könnte auch der Begriff Behandlung verwendet worden sein. Um alle Therapiemöglichkeiten zu finden, benötigen Sie die ODER-Verknüpfung. Geben Sie ins Suchfeld: [Therapie ODER Behandlung] ein und Ihnen werden alle Treffer angezeigt, die sich entweder mit der Therapie oder der Behandlung oder mit Therapien und Behandlungen befassen.

UND + ODER

Wenn Sie dazu noch nach Therapien für eine bestimmte Krankheit suchen, dann verknüpfen Sie die Synonyme durch den Operator UND mit der Krankheit. Wählen Sie die Reihenfolge: [Therapie ODER Behandlung UND Tuberkulose], liefert die Datenbank meist falsche Ergebnisse. Ihnen würden dann nämlich alle Literaturstellen angezeigt werden, die sich mit der Behandlung von Tuberkulose befassen oder mit irgendeiner anderen Therapie. Steht Ihnen nur ein Suchfeld zur Verfügung, setzen Sie die Synonyme einschließlich des ODER-Operators in Klammern (Abb. 13). Dann erkennt die Datenbank eindeutig, wonach Sie wirklich suchen.

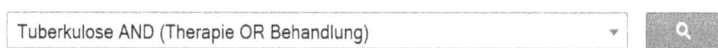

Abb. 13: Kombination zweier Operatoren in einem Suchfeld

Noch eindeutiger ist die Eingabe, wenn Sie mehrere Suchfelder zur Verfügung haben („erweiterte Suche"). Dann ist jedoch die Reihenfolge sehr wichtig. Schreiben Sie die beiden Synonyme in die ersten beiden Felder und wählen als Operator ODER. In das dritte Suchfeld geben Sie die Krankheit ein und wählen den UND-Operator (Abb. 14). Dann erhalten Sie in der Trefferliste die Literaturstellen, die sich mit der Therapie von Tuberkulose oder der Behandlung von Tuberkulose befassen.

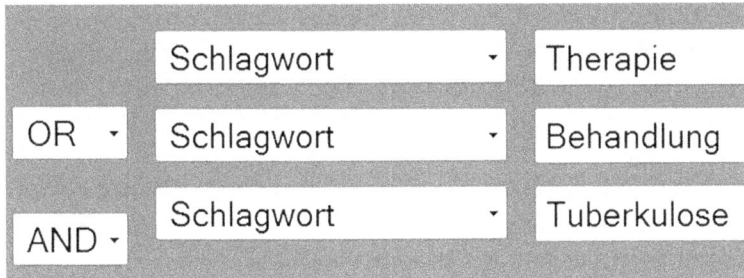

Abb. 14: Kombination zweier Operatoren bei mehreren Suchfeldern

NOT ist ein Operator für eine ausschließende Verknüpfung. Suchen Sie nach Literatur zur Arthrose des Kniegelenks, möchten aber die zur Arthrose der Hüfte ausschließen, dann geben Sie in das Suchfeld [Arthrose UND Knie UND NICHT Hüfte] ein. Die Datenbankabfrage beschränkt sich dann auf Literatur zur Arthrose des Kniegelenks und schließt die Aufsätze aus, in denen beide oder nur die Arthrose der Hüfte behandelt werden.

Mittels der Trunkierung können Sie die Suchanfrage vereinfachen und Ausschlüsse aufgrund unsicherer Grammatik (Singular oder Plural) vermeiden. Trunkierung (lat. von truncare = abschneiden) bedeutet, dass Sie Ihren Suchbegriff durch ein bestimmtes Zeichen (auch Wildcard genannt) verkürzen und damit variable Wortanfänge und/oder -endungen erlauben. Übliche Wildcards sind das Sternchen (*) und das Fragezeichen (?). Dabei kann das Sternchen mehrere Zeichen ersetzen, während das Fragezeichen häufig nur ein Zeichen ersetzt. Die meisten Kataloge und Suchmaschinen erlauben eine rechtsseitige Trunkierung (variable Begriffsendungen), seltener eine linksseitige Trunkierung (variable Wortanfänge).

NOT

Trunkieren

Anhand der Signatur können Sie in Katalogen relativ einfach suchen, indem Sie den inhaltlich relevanten Teil der Signatur durch ein Sternchen abkürzen. Steht in der Signatur QZ100+5=4 die Zahl 5 für die Auflage und die Zahl 4 für das Exemplar, so werden Ihnen in der Suche nach [QZ100*] im Katalog alle Medien mit der Signatur QZ100 angezeigt, egal in welcher Auflage, welchem Band, ob als Lehrbuch oder als Monographie.

Beispiel

Bei einigen Datenbanken ist auch das Setzen einer Wildcard innerhalb des Begriffes möglich, genannt Maskierung. Dafür findet meist das Fragezeichen oder das Doppelkreuz (#) Anwendung. Sinnvoll ist die Maskierung z. B. bei der Suche nach Artikeln zur Glukose, die häufig

Maskieren

auch Glucose geschrieben wird. Suchen Sie nach [Glu?ose], werden Ihnen wirklich alle Dokumente dazu angezeigt. Alternativ haben Sie natürlich auch die Möglichkeit, beide Begriffe durch den ODER-Operator zu verknüpfen. Schneller und bequemer bei der Eingabe ist jedoch die Maskierung.

Phrase Die meisten Suchmaschinen, Datenbanken und Kataloge verknüpfen mehrere Suchbegriffe in einem Suchfeld automatisch mit dem Booleschen Operator UND. Das kann bei Suchbegriffen, die aus mehr als einem Wort bestehen, zu fehlerhaften Treffern führen. Um das zu vermeiden, setzen Sie die zusammengehörigen Begriffe einfach in der richtigen Reihenfolge in Anführungszeichen und bilden damit eine sogenannte Phrase. Dann sucht die Suchmaschine nicht nach Dokumenten, die die einzelnen Begriffe unabhängig voneinander enthalten, sondern nur in der angegebenen Form.

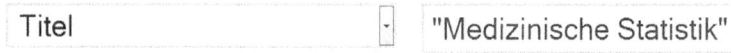

Abb. 15: Phrasenbildung

Suchen Sie z. B. nach Literatur zur Medizinischen Statistik, dann vermeiden Sie mit der Suchanfrage [„Medizinische Statistik"] Treffer, in denen es zwar irgendwie um Statistik und auch um irgendetwas Medizinisches geht, die aber an sich nichts mit Medizinischer Statistik zu tun haben (Abb. 15).

4.2 Die richtige Suchstrategie

Sie beginnen Ihre Recherche in einer Literaturdatenbank meist mit einer eher diffusen Vorstellung von Ihrem Thema. Nun liegt es an Ihnen, die Konzepte zu identifizieren, die Ihr Thema spezifisch beschreiben. Mit diesen Begriffen starten Sie Ihre Suchanfrage. Vermeiden Sie dabei ganze Sätze, da alle Wörter durch den Operator UND verknüpft werden. Dadurch würde sich die Treffermenge drastisch reduzieren.

Autor Nach Veröffentlichungen bestimmter Autoren suchen Sie, indem Sie das Suchfeld Autor bzw. Author aussuchen und den Nachnamen, gefolgt vom 1. Buchstaben des Vornamens bzw. dem kompletten Vornamen eingeben. Je nach Datenbank ist ein Komma dazwischen nötig oder Sie müssen den Vornamen durch ein Sternchen trunkieren. In englischsprachigen Datenbanken wie MEDLINE werden Umlaute nicht erkannt. Entweder werden diese in 2 Buchstaben aufgelöst (ä zu ae) oder auf einen Buchstaben reduziert (ö zu o).

Je konkreter Sie Ihre Suchanfrage formulieren, d. h. je spezifischer und zahlreicher Ihre gewählten Suchbegriffe sind, umso genauer wird Ihre Ergebnisliste. Nutzen Sie den Thesaurus der Datenbank (siehe Kapitel Medizinische Klassifikationen – MeSH). Einige Hundert Treffer können Sie noch gut am Bildschirm durchblättern und mit Hilfe des Abstracts entscheiden, ob der Aufsatz thematisch passt oder nicht. Aufsatz- oder Buchtitel sind selten aussagekräftig genug, das Abstract dagegen schon. Datenbanken bieten Ihnen in der Ergebnisliste meist neben der einzelnen Titelaufnahme ein Kästchen an. Wenn Sie in dieses ein Häkchen setzen, können Sie die Treffermenge beim Export auf die markierten Treffer begrenzen (siehe Kapitel Informationen weiterverarbeiten).

Abstract

Sollte Ihre Trefferliste noch zu groß und Ihnen keine weitere inhaltliche Einschränkung möglich sein, dann können Sie Filter, auch Limits genannt, setzen. Diese beschränken Ihre Recherche nach formalen Gesichtspunkten. Sinnvolle Filter sind das Erscheinungsjahr (z. B. nur Veröffentlichungen der letzten 10 Jahre), die Sprache des Aufsatzes (englisch, deutsch und die Sprachen, die Sie hinreichend lesen können) sowie die Einschränkung auf die Spezies Mensch, wenn Sie nur an humanmedizinischer Literatur interessiert sind. Auch können Sie je nach Thema das Geschlecht oder die Altersgruppe wählen.

Filter

Bei Ihrer Recherche können zwei Extreme auftreten. Zum einen erhalten Sie zu viele Ergebnisse, zum anderen zu wenige. Bei zu vielen Treffern spezifizieren Sie Ihre Suchbegriffe und verwenden Sie Filter. Bei zu wenigen Treffern reduzieren Sie Ihre Suchbegriffe, erweitern die Recherche um synonyme Begriffe oder suchen nach Oberbegriffen innerhalb der Hierarchie des Thesaurus der Datenbank. Viele Datenbanken bieten Ihnen auch die Möglichkeit, zu den Treffern Ihrer Ergebnisliste verwandte Dokumente anzuzeigen (related citations oder related articles).

Trefferzahl

Lassen Sie sich nach Ihrer Recherche in einer Datenbank die verwandten Aufsätze anzeigen. Grenzen Sie diese anschließend wieder durch Ihre spezifischen Begriffe ein.

Tipp

4.3 Die medizinische Datenbank MEDLINE

MEDLINE

MEDLINE (Medical Literature Analysis and Retrieval System Online) ist die bekannteste und wichtigste medizinische Datenbank. Sie ist so bedeutend für die gesamte biomedizinische Forschung, dass viele andere Datenbanken sie in ihr Angebot integriert haben. Sie ist die größte bibliographische Datenbank der US-amerikanischen Nationalbibliothek für Medizin (siehe Kapitel NLM). MEDLINE weist internationale Veröffentlichungen aus allen Bereichen der Medizin nach, einschließlich der Zahnheilkunde und der Veterinärmedizin. Darüber hinaus werden auch angrenzende Fachgebiete wie Psychologie, Biologie, Chemie, Biomedizintechnik, Umweltwissenschaften und das öffentliche Gesundheitswesen berücksichtigt. MEDLINE enthält Nachweise über 19 Millionen Aufsätze aus weltweit erscheinenden Zeitschriften in 60 Sprachen seit 1946, einige nachgewiesene Aufsätze sind sogar noch älter. Aktuell werden 5600 Zeitschriften in 39 Sprachen ausgewertet, darunter auch wichtige deutschsprachige Journale. Jährlich wächst die Datenbank um etwa 700 000 Nachweise. Die NLM strebt an, in MEDLINE alle Nachweise durch ihren eigenen Thesaurus sachlich zu erschließen (siehe Kapitel MeSH). Noch ist dieses Ziel jedoch nicht erreicht.

In den Anfangsjahren der digitalen Zugänglichkeit der Datenbanken war die Recherche in MEDLINE nur über verschiedene Datenbankanbieter wie Ovid Technologies und nur über eine kostenpflichtige Lizenz möglich. Mittlerweile stellt die NLM über ihr Nationalzentrum für Biotechnologische Information (siehe Kapitel NLM) eine eigene Plattform zur Verfügung, die die kostenfreie Recherche in MEDLINE ermöglicht: PubMed.

PubMed

PubMed ist eine Metadatenbank und beinhaltet neben MEDLINE noch viele weitere Datenbanken (Abb. 16). Sie enthält aktuell über 22 Millionen Nachweise biomedizinischer Literatur aus MEDLINE, aus weiteren Zeitschriften der Lebenswissenschaften (life sciences) und aus elektronischen, überwiegend englischsprachigen Büchern. Sie bietet ebenfalls Zugang auf weitere relevante Webseiten und Hyperlinks molekularbiologischer Ressourcen des NCBI.

Ovid Technologies, Inc. der niederländischen Verlagsgruppe Wolters Kluwer bietet weiterhin die Recherche in MEDLINE an, wenn Ihre Hochschule andere, kostenpflichtige Datenbanken von Ovid lizenziert hat (z. B. die psychologischen Datenbanken PSYNDEXplus und PsycINFO). Die Vorteile einer Recherche in MEDLINE über Ovid liegen in einer möglichen parallelen Recherche aller an Ihrer Hochschule lizenzierten Datenbanken, Zeitschriften und elektronischen Bücher von Ovid sowie in zusätzlichen Funktionalitäten der Suchoberfläche OvidSP.

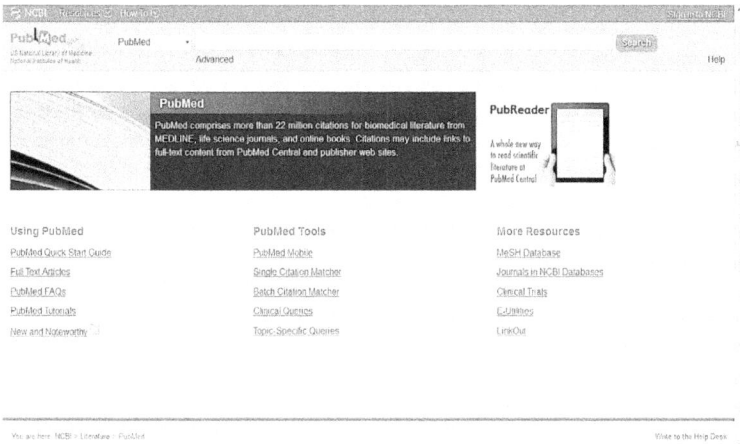

Abb. 16: Startseite von PubMed

Nachteilig ist der zeitliche Verzug gegenüber PubMed, da Ovid neue Nachweise aus MEDLINE durch seinen eigenen Index erst indexieren muss. Auch haben Sie in der Regel nach Abschluss Ihres Studiums und Wechsel in eine nichtuniversitäre Klinik oder Praxis keinen Zugriff mehr auf OvidSP, während die Recherche über PubMed für jedermann kostenfrei und damit ortsunabhängig bleibt und keine Registrierung erfordert.

Voreingestellt im Suchfeld von PubMed ist die Datenbank MEDLINE, hier als „PubMed" bezeichnet (siehe Abb. 16). Geben Sie Ihre Suchbegriffe nebeneinander in das Suchfeld ein, dann wird die Suchanfrage durch synonyme Begriffe erweitert und jedes einzelne Wort durch den Operator UND verknüpft. Außerdem wird in allen Datenbankfeldern von MEDLINE gesucht. So werden Ihnen in der Trefferliste schließlich alle Dokumente angezeigt, in denen jeder Suchbegriff (direkt oder als Synonym) vorkommt. Allerdings spielt das Feld keine Rolle, d. h. der Suchbegriff kann sowohl im Titel, im Namen oder der Institution des Autors oder als Schlagwort vorkommen. Diese sogenannte Freitextsuche hat einige erhebliche Nachteile. Einerseits bestehen viele Suchbegriffe aus mehreren Wörtern. Diese würden isoliert betrachtet werden (siehe Phrasenbildung) und unter Umständen einen ganz anderen Sinn ergeben. Andererseits kann es Ihnen passieren, dass ein Autor eines Zeitschriftenaufsatzes den Namen hat, den Sie als Suchbegriff angaben, selber beschäftigt er sich aber mit ganz anderen Gebieten. Die Nachweise der von ihm veröffentlichten Aufsätze würden Ihnen aber auch angezeigt werden, sofern die anderen Suchbegriffe

Freitextsuche

ebenfalls an irgendeiner Stelle im Nachweis vorkommen. So ist Leech ein recht häufiger Name im englischsprachigen Gebiet, steht aber auch für den Blutegel, der in der medizinischen Therapie Anwendung findet. Um hier falsche Trefferlisten zu vermeiden, sollten Sie unbedingt mit der Schlagwortsuche arbeiten und die Schlagwörter auch als solche kennzeichnen (siehe Kapitel MeSH).

Schlagwortsuche

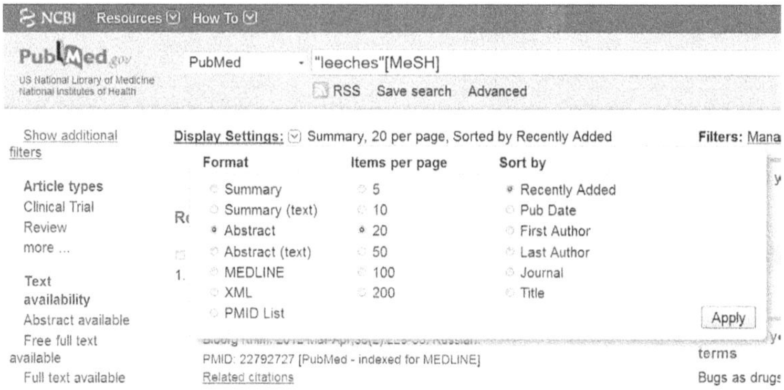

Abb. 17: Änderung der Ansicht der Trefferliste in PubMed

Trefferliste

Summary

Nach einer Recherche in MEDLINE/PubMed werden Ihnen die Nachweise der passenden Aufsätze in einer Trefferliste angezeigt und zwar in der Kurzform. Sie sehen lediglich die bibliographischen Angaben der Aufsätze. Möchten Sie zusätzlich das Abstract und die vergebenen Schlagwörter sehen, müssen Sie unter „Display Settings" (Abb. 17) die Sicht von „Summary" auf „Abstract" ändern. Dann wird Ihnen, wenn vorhanden, zusätzlich ein Abstract angezeigt. Auch haben Sie jetzt die Möglichkeit, die Publikationstypen, Schlagwörter und die chemischen Verbindungen jedes einzelnen Dokuments in der Ergebnisliste aufzuklappen und sich anzusehen. Neben der Darstellung der Liste können Sie unter „Display Settings" auch einstellen, wie viele Nachweise Ihnen pro Seite angezeigt werden sollen und deren Sortierung (nach Aktualität, Titel, Autor, Zeitschrift) ändern. Weitere Informationen zum Speichern und Export erhalten Sie im Kapitel Informationen weiterverarbeiten.

PubMed Central

PubMed Central ist eine Datenbank in PubMed, in der die Volltexte von Aufsätzen frei zugänglicher Zeitschriften (Open Access) enthalten sind (Abb. 18).

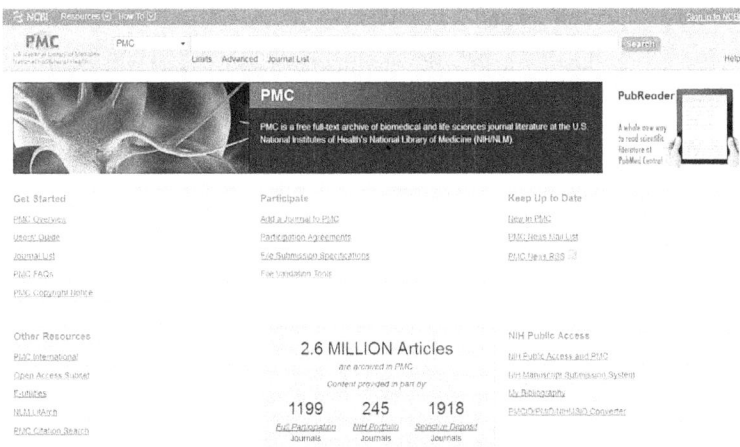

Abb. 18: PubMed Central in PubMed

Enthält Ihre Trefferliste auch Nachweise von Aufsätzen aus PubMed Central, dann können Sie direkt aus der Trefferliste heraus den Aufsatz öffnen, indem Sie entweder die Einzelaufnahme und dann auf das Verlagslogo klicken oder in der Darstellung der Trefferliste die Abstract-Sicht wählen. Dann sehen Sie unter jeder Titelaufnahme das Verlagslogo.

Enthält Ihre Ergebnisliste Aufsätze aus Zeitschriften, die Ihre Universität lizenziert hat, dann wird Ihnen die Verfügbarkeit dieser nicht direkt angezeigt. Dazu muss Ihre Universität zusätzliche Programme in PubMed integriert haben, denn PubMed selbst weist nur nach, enthält aber abgesehen von den Open-Access-Zeitschriften in PubMed Central keine eigenen Inhalte. Ein Linkresolver ist z. B. solch ein Programm. Er kann aus PubMed heraus eine Verfügbarkeitsrecherche machen und prüfen, ob Ihre Universität den Aufsatz elektronisch oder gedruckt im Bestand hat. Einige Universitäten verlinken aus PubMed heraus lediglich auf ihre lizenzierten elektronischen Zeitschriften. Dann sehen Sie neben der Titelaufnahme das Logo des Verlages, der die Zeitschrift herausgibt, können aber nicht aus PubMed heraus den Katalog Ihrer Bibliothek aufrufen, um den gedruckten Bestand zu prüfen.

Zugang zum Volltext

Ein hilfreiches Instrument von PubMed ist der Single Citation Matcher (Abb. 19). Dort stehen Ihnen einige ausgewählte Suchfelder zu den bibliographischen Angaben wie Name der Zeitschrift, Autor des Aufsatzes oder Wörter aus dem Titel des Aufsatzes voreingestellt zur Verfügung. Hier können Sie keine thematische Recherche durchführen, sondern Sie suchen nach dem Nachweis (Titelaufnahme) in PubMed

Single Citation Matcher

eines Ihnen bereits bekannten Aufsatzes. In dieser Titelaufnahme können Sie sich dann die vergebenen Schlagwörter anzeigen lassen und zu diesen wiederum alle indexierten Dokumente. Oder Sie lassen sich verwandte Dokumente dieses Aufsatzes anzeigen. Der Single Citation Matcher kann Sie also bei der Entwicklung Ihrer Suchstrategie unterstützen. Auch können Sie nach den Publikationen eines einzelnen Autors suchen.

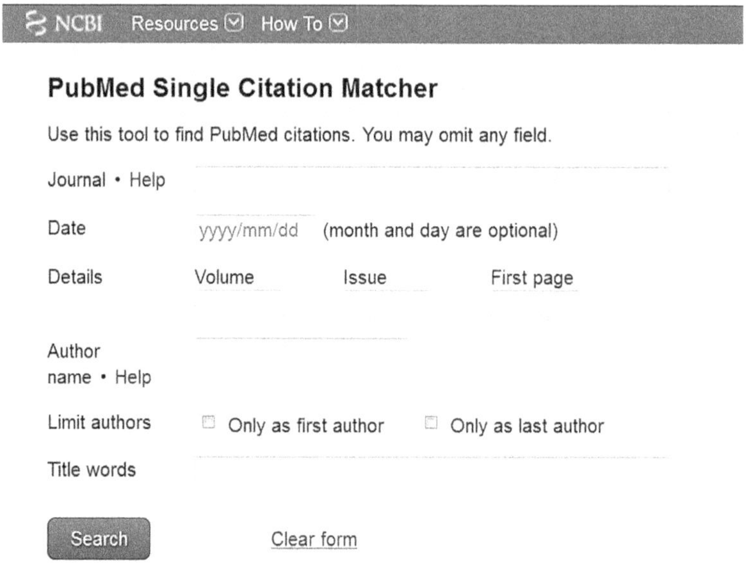

Abb. 19: Single Citation Matcher in PubMed

4.4 Medizinische Klassifikationen – MeSH

Thesaurus

Datenbanken weisen Literatur nicht nur nach, sondern sie indexieren diese auch. Im Gegensatz zur Indexierung allgemeiner Suchmaschinen verwenden Datenbanken einen auf ihren Bereich angepassten Wortschatz, auch Thesaurus oder normiertes Vokabular genannt. Dort wird jedem Sachverhalt ein ganz bestimmter Begriff (Deskriptor, Schlagwort) zugeordnet. Recherchiert man in einer Datenbank, kann man unter Verwendung der richtigen Deskriptoren gezielt die relevante Literatur zu seinem Thema finden.

Der bedeutendste Thesaurus im medizinischen Bereich ist MeSH. MeSH steht für die Medical Subject Headings. Sie werden von der US-amerikanischen Nationalbibliothek für Medizin (siehe Kapitel NLM) herausgegeben und jährlich aktualisiert. Die MeSH bestehen aus definierten Begriffen, die jeweils aus einem oder mehreren Wörtern bestehen, hierarchisch strukturiert sind und daher die Suche auf verschiedenen Ebenen der Hierarchie ermöglichen. Die MeSH dienen der sachlichen Erschließung medizinischer Bibliotheksbestände und der Indexierung der von der NLM herausgegebenen Datenbanken wie MEDLINE. PubMed verzeichnet die Deskriptoren von MeSH in einer eigenen Datenbank. Sie können in PubMed sehr einfach in die MeSH-Datenbank gelangen, indem Sie im linken Feld neben dem Suchfeld von der Feldbezeichnung „PubMed" zu der Feldbezeichnung „MeSH" wechseln und nach einem Begriff in der MeSH-Datenbank suchen, z. B. nach dem Schlagwort Tuberkulose. Dann verlassen Sie die Literaturdatenbank MEDLINE und bekommen den Nachweis des Schlagwortes in der MeSH-Datenbank angezeigt (Abb. 20).

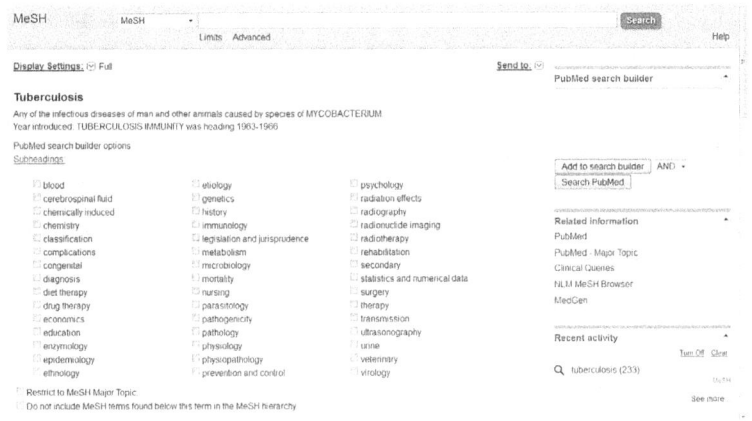

MeSH

Abb. 20: Schlagwort Tuberkulose in der MeSH-Datenbank

In der MeSH-Datenbank finden Sie für (fast) jedes Schlagwort eine Definition, das Jahr seiner Einführung, Untertitel bzw. Unterkategorien (Subheadings), seine hierarchische Struktur (Ober- und Unterbegriffe), einen Hinweis auf verwandte Deskriptoren oder synonyme Bezeichnungen. Jeder Deskriptor in der MeSH-Datenbank ist innerhalb seiner Hierarchie verlinkt, so dass Sie bequem zu Ober-, Unter- oder verwandten Begriffen wechseln können. Haben Sie geeignete Schlagwörter gefunden, können Sie direkt aus der MeSH-Datenbank heraus mit einem oder mehreren Begriffen eine Suche in der Literaturdatenbank starten, indem Sie erst „Add to search builder" auswählen und dann „Search PubMed". Auch können Sie entscheiden, ob Sie einen oder mehrere

Schlagwort

Begriffe als Hauptschlagwort definieren wollen, indem Sie in das Feld „Restrict to MeSH Major Topic" ein Häkchen setzen. Dann werden Ihnen in der Ergebnisliste nur Dokumente angezeigt, die sich hauptsächlich mit dem durch das Schlagwort definierten Sachverhalt befassen.

Info — Schlagwörter, die in einer Hierarchie weiter oben stehen, werden als Oberbegriffe bezeichnet, die unmittelbar darunter stehen als Unterbegriffe. Unterbegriffe sind dabei immer spezifischer als die Oberbegriffe und Teil des Oberbegriffes. So sind „Arthrose des Kniegelenks" und „Arthrose der Hüfte" Unterbegriffe von „Arthrose". Arthrose ist wiederum ein Unterbegriff der „rheumatischen Erkrankungen" und auch der „Gelenkerkrankungen".

Synonyme — Aktuell enthält die MeSH-Datenbank fast 27 000 Deskriptoren und über 199 000 synonyme Begriffe (entry terms), die Sie bei Eingabe in das Suchfeld ebenfalls zum korrekten MeSH-Begriff führen (in der MeSH-Datenbank) bzw. zu Dokumenten, die mit dem korrekten Deskriptor beschrieben wurden (in der Literaturdatenbank PubMed). So ist „Ascorbic Acid" (Ascorbinsäure) zwar das korrekte Schlagwort, aber auch bei Eingabe von „Vitamin C" oder „Sodium Ascorbate" oder „Ferrous Ascorbate" werden Ihnen die mit dem Schlagwort „Ascorbic Acid" erschlossenen Dokumente angezeigt.

Hierarchie — Die MeSH-Deskriptoren sind hierarchisch angeordnet und innerhalb einer Hierarchieebene wiederum alphabetisch. Um Ihnen einen Eindruck von der Hierarchie der MeSH-Begriffe zu vermitteln, sind nachfolgend die ersten drei Hierarchieebenen abgebildet. Das DIMDI (siehe Kapitel DIMDI) gibt eine jährlich aktualisierte deutsche Übersetzung der Medical Subject Headings heraus. In der Datenbank PubMed müssen Sie aber mit den englischen Begriffen recherchieren. Daher sind diese nachfolgend auch im Original gelistet. Doch da sowohl die deutsche als auch die englische Sprache auf dem Lateinischen beruhen, sind die Unterschiede in der medizinischen Fachsprache glücklicherweise geringer als in der Umgangssprache.

1. Ebene — Ausgehend von „Alle Kategorien" („All MeSH Categories") finden Sie in der 1. Hierarchieebene eine Mischung aus inhaltlichen (Anatomie, Organismen, Krankheiten, Chemikalien, Methoden, Ausrüstungen etc.) und formalen (Publikationstypen, Orte, Untertitel etc.) Kategorien, die letztendlich alle Schlagwörter von MeSH strukturiert beinhalten.

- Anatomy Category +
- Organisms Category +
- **Diseases Category** +
- Chemicals and Drugs Category +

- Analytical, Diagnostic and Therapeutic Techniques and Equipment Category +
- Psychiatry and Psychology Category +
- Phenomena and Processes Category +
- Disciplines and Occupations Category +
- Anthropology, Education, Sociology and Social Phenomena Category +
- Technology and Food and Beverages Category +
- Humanities Category +
- Information Science Category +
- Persons Category +
- Health Care Category +
- Pharmacological Actions Category +
- Publication Type Category +
- Check Tags Category +
- Subheadings Category +
- Geographical Locations Category +

Wählen Sie die Kategorie/das Schlagwort „Krankheiten" („Diseases Category") aus, öffnet sich die nächste Ebene, die sich in weitere Unterkategorien/Unterbegriffe unterteilt, alle nun mit einem Krankheitsbezug. An dem Plus hinter dem Begriff können Sie erkennen, dass es noch weitere Unterbegriffe zu dem jeweiligen Schlagwort gibt. Aus Gründen der Übersichtlichkeit wurden die letzten Schlagwörter der 2. Ebene weggelassen.

2. Ebene

- Animal Diseases +
- Bacterial Infections and Mycoses +
- **Cardiovascular Diseases** +
- Congenital, Hereditary, and Neonatal Diseases and Abnormalities +
- Digestive System Diseases +
- Disorders of Environmental Origin +
- Endocrine System Diseases +
- Eye Diseases +
- Female Urogenital Diseases and Pregnancy Complications +
- Hemic and Lymphatic Diseases +
- Immune System Diseases +
- Male Urogenital Diseases +
- Musculoskeletal Diseases +
- Neoplasms +
- …

3. Ebene

Wählen Sie jetzt die Unterkategorie „kardiovaskuläre Erkrankungen" („Cardiovascular Diseases") aus, so kommen Sie zur nächsten Hierarchieebene, die schon deutlich spezifischer ist. Es gibt insgesamt fünf Unterbegriffe zu den kardiovaskulären Erkrankungen:

- **Cardiovascular Abnormalities** +
- Cardiovascular Infections +
- **Heart Diseases** +
- Pregnancy Complications, Cardiovascular +
- Vascular Diseases +

Wenn Sie sich jetzt entweder für den Begriff „Cardiovascular Abnormalities" oder für das Schlagwort „Heart Diseases" entscheiden, gelangen Sie in mehreren, jeweils drei Schritten, schließlich zum Schlagwort „Myocardial Bridging" (Abb. 21).

Beispiel

All MeSH Categories
  Diseases Category
    Cardiovascular Diseases
      Cardiovascular Abnormalities
        Heart Defects, Congenital
          Coronary Vessel Anomalies
            Myocardial Bridging

All MeSH Categories
  Diseases Category
    Cardiovascular Diseases
      Heart Diseases
        Heart Defects, Congenital
          Coronary Vessel Anomalies
            Myocardial Bridging

All MeSH Categories
  Diseases Category
    Congenital, Hereditary, and Neonatal Diseases and Abnormalities
      Congenital Abnormalities
        Cardiovascular Abnormalities
          Heart Defects, Congenital
            Coronary Vessel Anomalies
              Myocardial Bridging

Abb. 21: Die 3 Hierarchien des Schlagwortes „Myocardial Bridging"

Dieser Deskriptor hat keine weiteren Unterbegriffe mehr. Wie Sie aber der Abb. 21 entnehmen können, gehört er nicht nur den beiden genannten Hierarchien an, sondern er leitet sich zusätzlich auch noch von einem ganz anderen Oberbegriff ab, nämlich von „Congenital, Hereditary, and Neonatal Diseases and Abnormalities" der 2. Hierarchieebene. Tatsächlich kann ein Schlagwort in MeSH viele verschiedene Oberbegriffe haben und sich in mehrere Unterbegriffe unterteilen. Das Schlagwort „Myocardial Bridging" gehört daher drei Hierarchien oder Stammbäumen an, ist aber selbst das letzte Glied der Kette.

In Abb. 21 können Sie sehr schön die Stammbaumstruktur von MeSH erkennen. Je tiefer und weiter nach rechts man in der Hierarchie kommt, umso spezifischer ist der Deskriptor.

Wenn Ihnen keine geeigneten Schlagwörter einfallen, dann nutzen Sie den Single Citation Matcher in PubMed. Geben Sie die bibliographischen Angaben eines Aufsatzes ein, von dem Sie sicher wissen, dass er sich mit Ihrem Thema befasst. Lassen Sie sich die dort vergebenen Schlagwörter anzeigen. Suchen Sie dann gezielt mit diesen nach weiterer Literatur.

Tipp

Advanced

5 Einrichtungen des Gesundheitssystems

Einrichtungen im Gesundheitswesen bieten für die medizinische Literaturrecherche wichtige Quellen, da sie selbst veröffentlichen oder Datenbanken unterhalten, die medizinische Informationen nachweisen. So übernehmen in Deutschland die Deutsche Zentralbibliothek für Medizin (ZB MED) und das Deutsche Institut für Medizinische Dokumentation und Information (DIMDI) entscheidende Aufgaben in der medizinischen Fachinformation. Von internationaler Bedeutung sind vor allem die Nationalbibliothek für Medizin (NLM) und die Nationalen Gesundheitsinstitute (NIH) der Vereinigten Staaten von Amerika, da diese die Datenbank MEDLINE betreiben. Aber auch die Weltgesundheitsorganisation WHO soll nicht unerwähnt bleiben.

5.1 ZB MED

ZB MED

Die Deutsche Zentralbibliothek für Medizin (ZB MED) wurde 1973 in Köln gegründet. Sie ist Mitglied im Leibniz-Bibliotheksverbund Forschungsinformation Goportis und deutschlandweit gemeinsam mit den Partnern Technische Informationsbibliothek (TIB) und Deutsche Zentralbibliothek für Wirtschaftswissenschaften (ZBW) Ansprechpartner für die Versorgung mit Volltexten, Lizenzierung elektronischer Inhalte, Open Access, Langzeitarchivierung und nicht-textuelle Medien. Ursprünglich war sie nur für den Bereich Medizin und Gesundheit zuständig. Nachdem 1999 der Wissenschaftsrat die Abwicklung der bisher als vierte zentrale Fachbibliothek selbständigen Deutschen Zentralbibliothek für Landbauwissenschaften Bonn (ZLB) empfahl, wurden 2001 die Sammelgebiete Ernährung und Umwelt und 2003 auch das Gebiet Landwirtschaft in die ZB MED integriert. Seitdem ist sie die Zentrale Fachbibliothek für Medizin, Gesundheitswesen, Ernährungs-, Umwelt- und Agrarwissenschaften und befindet sich an zwei Standorten (Abb. 22). Der Standort in Köln trägt die Bezeichnung „ZB MED Medizin. Gesundheit." und der Bereich in Bonn wird unter dem Namen „ZB MED Ernährung. Umwelt. Agrar." geführt.

Bestand

Die ZB MED deckt alle Bereiche der Medizin ab und hält insgesamt 1,5 Millionen Bücher und Zeitschriftenbände bereit, darunter 27 500 Zeitschriftentitel. 7300 Zeitschriften werden im laufenden Abonnement bezogen, wovon ca. 7000 elektronisch verfügbar sind. Die ZB MED erschließt wissenschaftliche Informationen in sämtlichen Publikationsformen und stellt sie vor allem Studierenden, Ärzten und Wissenschaftlern, aber auch der Industrie zur Verfügung.

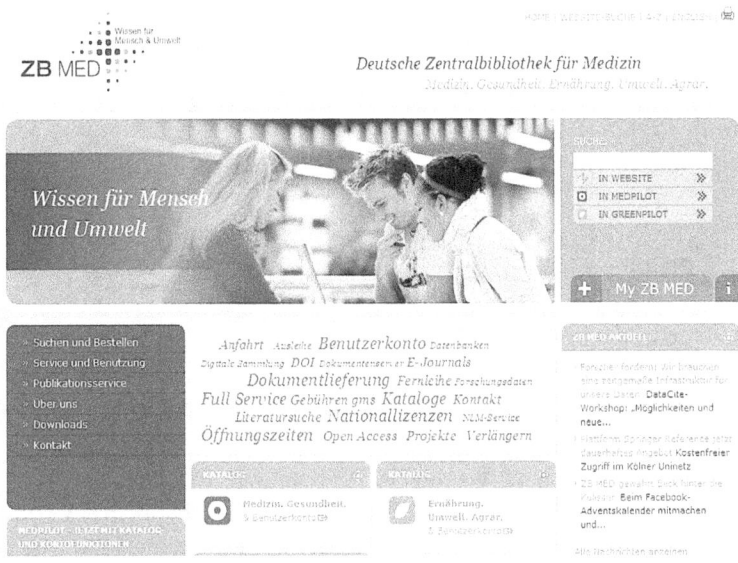

Abb. 22: Startseite der ZB MED

Zusammen mit dem DIMDI betreibt die ZB MED das Portal MEDPILOT (siehe Kapitel Virtuelle Fachbibliotheken). Daneben verzeichnet sie ihren Bestand in einem eigenen Katalog. Beide Angebote wurden jahrelang nebeneinander geführt, was insbesondere für die Ortsnutzer der ZB MED wenig komfortabel war. 2012 schließlich integrierte die ZB MED ihre Katalogfunktionen in MEDPILOT. Jetzt können Nutzer der ZB MED und Besitzer eines gültigen Bibliotheksausweises aus MEDPILOT heraus alle Kontofunktionen des Kataloges nutzen: Verlängerungen ausgeliehener Medien, Vormerkungen entliehener Medien und die Verwaltung ihres eigenen Nutzer-Kontos.

GREENPILOT ist seit 2009 in Analogie zu MEDPILOT die Virtuelle Fachbibliothek für Ernährung, Umwelt und Agrar und wird ebenfalls durch die DFG gefördert. Sie wird von der ZB MED in Zusammenarbeit mit nationalen und internationalen Partnern betrieben und gepflegt. GREENPILOT ermöglicht über ein zentrales virtuelles Portal die kostenlose Recherche in sämtlichen wissenschaftlich relevanten Informationen der Ernährungs-, Umwelt- und Agrarwissenschaften.

MEDPILOT

GREENPILOT

Die ZB MED beteiligt sich am Dokumentlieferdienst subito und dem Überregionalen Leihverkehr. Aufgrund ihres Sammelauftrages und dem dadurch vorhandenen umfangreichen Bestand ist sie in Deutschland der wichtigste Lieferant von Aufsätzen aus medizinischen Zeitschriften.

Weitere Projekte der ZB MED werden in den folgenden Abschnitten behandelt. Dazu zählen German Medical Science (GMS), ein Publikationsportal für wissenschaftliche Zeitschriften, Kongress- und Forschungsberichte und CC MED, welches über 650 deutschsprachige bzw. in Deutschland verlegte medizinische und gesundheitsrelevante Zeitschriften auswertet und die Artikel in MEDPILOT nachweist.

5.2 DIMDI

DIMDI

Das Deutsche Institut für Medizinische Dokumentation und Information (DIMDI) ist eine nachgeordnete Behörde des Bundesministeriums für Gesundheit (Abb. 23). Es wurde 1969 in Köln gegründet, um Informationen aus der gesamten Medizin und ihren Randgebieten der Öffentlichkeit zugänglich zu machen. Die konkreten Aufgaben leiten sich von den gesetzlichen Aufträgen und den damit verbundenen Verordnungen und von Einzelaufträgen des Bundesministeriums für Gesundheit ab. Das DIMDI arbeitet dafür eng mit nationalen und internationalen Institutionen wie der Weltgesundheitsorganisation und den EU-Behörden zusammen. Seit den 90er Jahren entwickelte sich DIMDI zum heutigen Experten für medizinische Informationssysteme und Begriffssysteme an der Schnittstelle von Medizin und Informationstechnologie.

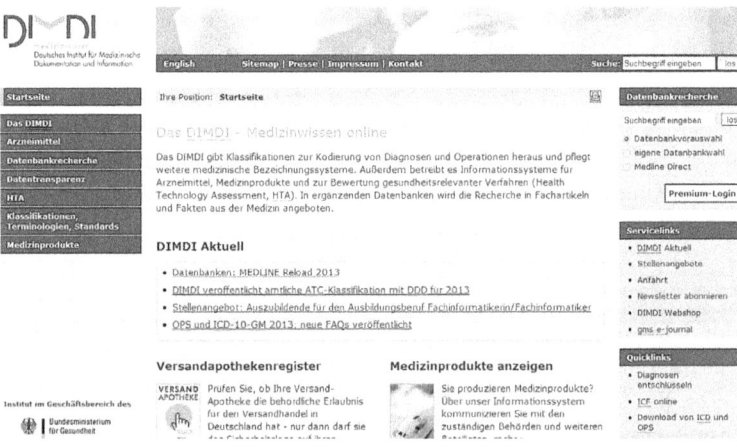

Abb. 23: Das DIMDI online

Zu den konkreten Aufgaben des DIMDI zählen:

- Herausgabe von amtlichen Klassifikationen für den deutschsprachigen Raum wie ICD-10-GM, ICD-O-3, ICF für die Verschlüsselung von Diagnosen sowie den Operationen- und Prozedurenschlüssel OPS für die Verschlüsselung von Operationen und Prozeduren. Dabei modifiziert DIMDI die Klassifikationen ICD-10 (International Statistical Classification of Diseases and Related Health Problems, Version 2011) und ICF (International Classification of Functioning, Disability and Health) der Weltgesundheitsorganisation WHO sowie die International Classification of Procedures in Medicine (ICPM) und passt sie den Gegebenheiten in Deutschland an. *Klassifikationen*
- Pflege von medizinischen Terminologien, Thesauri, Nomenklaturen und Katalogen für die medizinische Dokumentation und den elektronischen Datenaustausch in der Medizin wie *Terminologien*
    - die deutsche Übersetzung der MeSH (Medical Subject Headings), medizinischer Thesaurus zum Indexieren von Dokumenten der NLM
    - UMLS (Unified Medical Language System), ein biowissenschaftlicher Metathesaurus, für den DIMDI deutschsprachige Vokabularien liefert
    - UMDNS (Universal Medical Device Nomenclature System), dient der einheitlichen Verschlüsselung von Medizinprodukten gemäß dem Medizinproduktegesetz
    - PCS (Procedure Coding System), dient der Verschlüsselung von Prozeduren
    - Alpha-ID (Alpha-Identifikator), eine Verschlüsselung von Diagnosen
    - LOINC (Logical Observation Identifiers Names and Codes), ein international anerkanntes System zur Verschlüsselung von medizinischen Untersuchungen, insbesondere im Laborbereich
    - OID (Object Identifier), international standardisierte Ziffernfolgen zur eindeutigen Kennzeichnung von Informationsobjekten im elektronischen Datenaustausch
- Einrichtung und Betrieb des datenbankgestützten Informationssystems der Deutschen Agentur für Health Technology Assessment (HTA) des DIMDI (DAHTA) mit HTA-Berichten aus dem HTA-Prozess beim DIMDI und anderer nationaler und internationaler Institutionen. HTA (Medizintechnik-Folgenabschätzung) steht für den Prozess einer systematischen Bewertung medizinischer Technologien, Prozeduren und Hilfsmittel sowie von Organisationsstrukturen, in denen medizinische Leistungen erbracht werden. Dabei *HTA*

werden Kriterien wie Wirksamkeit, Sicherheit und Kosten unter Berücksichtigung sozialer, rechtlicher und ethischer Aspekte betrachtet. Das Ergebnis einer HTA-Studie wird in der Regel als HTA-Bericht veröffentlicht. Dieser soll primär als Entscheidungshilfe bei gesundheitspolitischen Fragestellungen dienen.

PharmNet.Bund
– Einrichtung und Betrieb des datenbankgestützten Informationssystems für Arzneimittel, Aufbau und Betrieb gesetzlich vorgeschriebener Register und des Portals für Arzneimittelinformationen des Bundes und der Länder (PharmNet.Bund), Herausgabe der amtlichen ATC-Klassifikation (Anatomical Therapeutic Chemical / Defined Daily Dose Classification) und Veröffentlichung von Arzneimittel-Festbeträgen.

Medizinprodukte
– Einrichtung und Betrieb des datenbankgestützten Informationssystems für Medizinprodukte, Online-Erfassung von Anzeigen, Bescheinigungen, Vorkommnissen, klinischen Prüfungen und Leistungsbewertungsprüfungen und automatische Benachrichtigungssysteme für die papierlose Abwicklung der formalen Verfahren zwischen den Beteiligten (Hersteller, Bevollmächtigte, Behörden).

Datenbank
– Bereitstellung weiterer Datenbanken für die öffentliche Recherche zu medizinischen, pharmakologischen, toxikologischen und gesundheitsrelevanten Themen mit bibliographischen Angaben und Volltexten von wissenschaftlichen Fachaufsätzen.

Das DIMDI betreibt zusammen mit der ZB MED das Rechercheportal MEDPILOT und bietet auf seinen eigenen Webseiten eine Recherche in ca. 50 Datenbanken (Abb. 24) mit wissenschaftlichen Literaturhinweisen und Fakten aus den Bereichen Medizin, Arzneimittel, Toxikologie, Medizinprodukte, Biologie und Psychologie an (siehe Kapitel Datenbankverzeichnisse). Fast alle Datenbanken sind öffentlich, rund die Hälfte davon bieten ihre Inhalte kostenfrei an. Jedoch sind manche Datenbanken auf Grund des Heilmittelwerbegesetzes nur für ausgewählte Fachkreise wie Ärzte oder Apotheker zugänglich. Eine Registrierung ist dann unumgänglich.

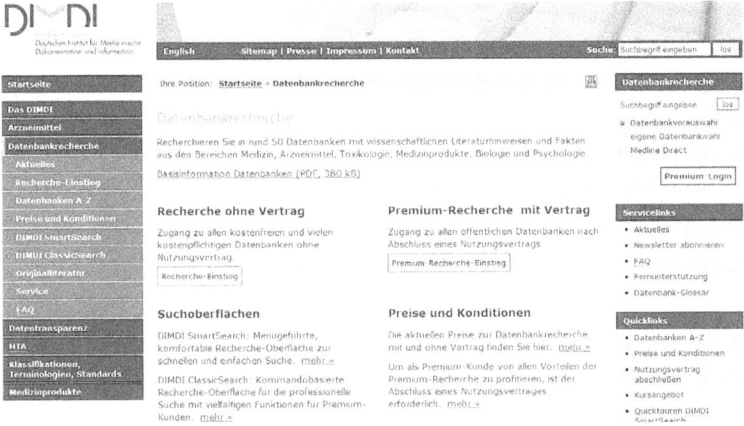

Abb. 24: Datenbankrecherche über DIMDI

5.3 Robert-Koch-Institut

Das Robert-Koch-Institut (RKI) ist ein deutsches Bundesinstitut für Infektionskrankheiten und nicht übertragbare Krankheiten in Berlin und eine zentrale Überwachungs- und Forschungseinrichtung des Bundesministeriums für Gesundheit. Es wurde 1891 als wissenschaftliche Abteilung des Königlich Preußischen Instituts für Infektionskrankheiten gegründet, dessen erster Leiter Robert Koch wurde.

Das RKI dient als wissenschaftlich-medizinische Leitinstitution der Bundesregierung der Bekämpfung von Infektionskrankheiten und der Analyse gesundheitlicher Trends in der Bevölkerung. Es forscht vorrangig praxisorientiert, bezieht aber auch die Grundlagenforschung mit ein. So geht es einerseits um die Weiterentwicklung der Diagnostik von Krankheitserregern, andererseits ist aber auch die Ursachenforschung von Mechanismen der Pathogenese wichtig. Zu den Kernaufgaben zählen ferner die Weiterentwicklung von Methoden und wissenschaftlichen Standards und die Entwicklung von Wachstumskurven für Kinder und Jugendliche in Deutschland. Das RKI ist auch die Referenzuntersuchungsstelle in Deutschland beim Verdacht einer absichtlichen Freisetzung von Krankheitserregern.

Das Robert-Koch-Institut veröffentlicht Forschungsergebnisse sowie thematische Informationen in Fachzeitschriften und eigenen Publikationen. Diese sind überwiegend auch online verfügbar. Das RKI gibt folgende Veröffentlichungen heraus (Abb. 25):

- eigene wissenschaftliche Publikationen des Robert-Koch-Instituts seit 1997
    - Volltexte von Publikationen des RKI
    - Zweitveröffentlichungen von Zeitschriftenaufsätzen der Wissenschaftler des RKI
    - im RKI erarbeitete Qualifikationsarbeiten

Bundesgesundheitsblatt
- Zeitschrift „Bundesgesundheitsblatt: Gesundheitsforschung, Gesundheitsschutz"
    - erscheint monatlich
    - befasst sich mit Fragestellungen, die relevant sind für das öffentliche Gesundheitswesen und die staatliche Gesundheitspolitik
    - informiert über wesentliche Entwicklungen und konkrete Maßnahmen zum Gesundheitsschutz, über Konzepte der Prävention, Risikoabwehr und Gesundheitsförderung
    - schließt den Infektionsschutz, die Epidemiologie übertragbarer und nichtübertragbarer Krankheiten, den umweltbezogenen Gesundheitsschutz, „Public Health", Gesundheitsökonomie, Gesundheitstelematik und medizinethische und rechtliche Themen ein
    - veröffentlicht gesundheitsrelevante Empfehlungen und Bekanntmachungen der Bundesinstitute

Epidemiologisches Bulletin
- Epidemiologisches Bulletin
    - erscheint wöchentlich seit 1996
    - gedruckt und online zugänglich
    - veröffentlicht offizielle Mitteilungen und wissenschaftliche Beiträge zu den nach dem Infektionsschutzgesetz meldepflichtigen Infektionskrankheiten
    - richtet sich an den öffentlichen Gesundheitsdienst und an Ärzte in Praxis, Klinik und Labor

GBE
- Themenhefte und Schwerpunktberichte der Gesundheitsberichterstattung (GBE)
    - befassen sich mit gesundheitspolitisch besonders relevanten Themen und Fragestellungen
    - stellen die Daten und Fakten wissenschaftlich fundiert und handlungsorientiert dar
    - informieren parallel über die Verbreitung von Krankheiten und deren Risikofaktoren und über Präventionspotenziale und Versorgungsbedarfe inkl. der damit verbundenen Kosten
- Beiträge zur GBE des Bundes
    - detailliertere Beschreibung von Themen, zum Teil mit ausführlichen methodischen und statistischen Erörterungen

- hier erscheinen auch die Methoden- und Ergebnisberichte zu den Gesundheitssurveys (systematische Erhebungen von Daten) des RKI sowie die Berichte des Zentrums für Krebsregisterdaten
- GBE kompakt
  - knapp, anschaulich und zeitnah werden Daten und Fakten zu aktuellen Fragestellungen für die Öffentlichkeit bereitgestellt
- Umwelt und Mensch – Informationsdienst (UMID)   UMID
  - Zeitschrift, die vom RKI zusammen mit dem Bundesinstitut für Risikobewertung, dem Bundesamt für Strahlenschutz und dem Umweltbundesamt herausgegeben wird
  - dient der Information der im Bereich Umwelt und Gesundheit tätigen Behörden und Institutionen, auf dem Gebiet der Umweltmedizin tätigen Fachkräften sowie interessierten Bürgern
  - enthält aktuelle Beiträge zu den Bereichen Umwelt und Gesundheit, Umweltmedizin und Verbraucherschutz
- Pressemitteilungen des Robert-Koch-Instituts seit 1999

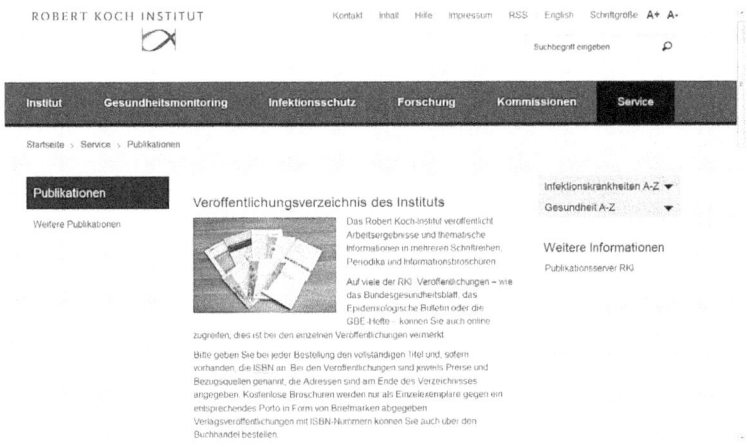

Abb. 25: Publikationsverzeichnis des Robert-Koch-Instituts

5.4 IQWiG

Das Institut für Qualität und Wirtschaftlichkeit im Gesundheitswesen (IQWiG) wurde 2004 im Zuge der Umsetzung des Gesetzes zur Modernisierung der gesetzlichen Krankenversicherung in Köln geschaffen, um die Vor- und Nachteile medizinischer Leistungen für die Patienten objektiv zu überprüfen und die Qualität der Patientenversorgung in   IQWiG

Evidenz

Deutschland zu verbessern. Seine Aufgaben und die gesetzlichen Grundlagen wurden seitdem mehrfach durch verschiedene Gesundheitsreformen modifiziert.

Das IQWiG erstellt unabhängige und evidenzbasierte, d. h. durch Beweise gestützte Gutachten zu Arzneimitteln, nichtmedikamentösen Behandlungsmethoden, zu Verfahren der Diagnose und Früherkennung. Auch schreibt es Behandlungsleitlinien und „Disease Management Programme". Zusätzlich stellt das IQWiG für alle Bürger allgemeinverständliche Gesundheitsinformationen bereit. Die Gutachten werden durch das Bundesgesundheitsministerium und durch den Gemeinsamen Bundesausschuss, dem obersten Beschlussgremium der gemeinsamen Selbstverwaltung der Ärzte, Zahnärzte, Psychotherapeuten, Krankenhäuser und Krankenkassen in Deutschland in Auftrag gegeben. Darüber hinaus bearbeitet das IQWiG eigene Themen und nimmt Stellung zu übergeordneten Themen wie Gesetzesentwürfen oder wissenschaftlichen Methoden.

Publikationen

Das Institut für Qualität und Wirtschaftlichkeit im Gesundheitswesen veröffentlicht seine Ergebnisse in Form von frei zugänglichen Berichten (Vor-, Abschluss-, Projektberichte und Rapid Reports), Dossierbewertungen, Arbeitspapieren und für die allgemeine Öffentlichkeit zusätzlich in allgemeinverständlicher Form.

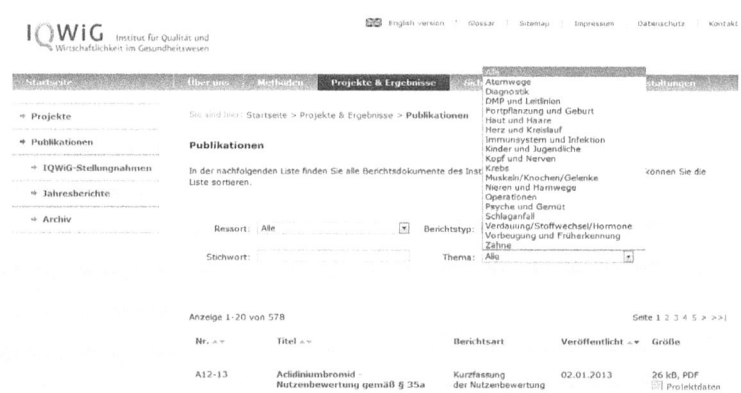

Abb. 26: Online-Publikationen des IQWiG mit dem Filter Thema

Die Dokumente können recherchiert und hinsichtlich des Ressorts, des Berichtstyps und des Themas begrenzt werden. Eine Suche nach Stichwörtern ist möglich. Die Treffer in der Ergebnisliste lassen sich nach der Dokumentnummer, dem Dokumenttitel und nach dem Veröffentlichungsdatum sortieren (Abb. 26).

5.5 Paul-Ehrlich-Institut

Das Paul-Ehrlich-Institut (PEI) in Langen ist das deutsche Bundesinstitut für Impfstoffe und biomedizinische Arzneimittel. Es gehört zum Geschäftsbereich des Bundesministeriums für Gesundheit. Bereits 1896 als Institut für Serumforschung und Serumprüfung in Steglitz bei Berlin als Prüfungs- und Forschungsstätte gegründet, wurde es 1972 mit dem Gesetz zur Errichtung eines Bundesamtes für Sera und Impfstoffe zu einer selbständigen Bundesoberbehörde. Der deutsche Mediziner und Nobelpreisträger Paul Ehrlich war sein erster Direktor.

PEI

Die Aufgaben des PEI leiten sich aus dem oben genannten Gesetz von 1972 ab und haben sich mit der Fortschreibung des deutschen und europäischen Arzneimittelrechts stetig weiter entwickelt. Dazu zählen die Zulassung und die staatliche Chargenfreigabe biomedizinischer Arzneimittel und seit 2004 auch die Genehmigung klinischer Studien der von ihm betreuten Arzneimittel. Auch ist die Forschung auf dem Gebiet der im Paul-Ehrlich-Institut bearbeiteten Arzneimittelgruppen Teil seiner Aufgaben. Zu den durch das Paul-Ehrlich-Institut bewerteten Arzneimitteln gehören Impfstoffe und Sera für Mensch und Tier, Blut-, Knochenmark- und Gewebezubereitungen, Allergene, Gentransfer-Arzneimittel, somatische und xenogene Zelltherapeutika und gentechnisch hergestellte Blutbestandteile sowie Mittel, die zur Anwendung am Tier bestimmt sind. Außerdem ist das Paul-Ehrlich-Institut WHO-Kooperationszentrum für die Qualitätssicherung von Blutprodukten und In-vitro-Diagnostika in Deutschland.

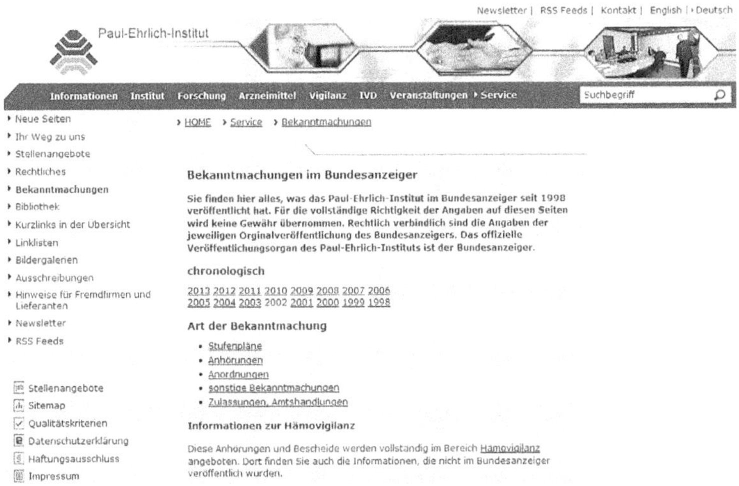

Aufgaben

Abb. 27: Bekanntmachungen im Bundesanzeiger des PEI

Bundesanzeiger Das offizielle Veröffentlichungsorgan des Paul-Ehrlich-Instituts ist der Bundesanzeiger (Abb. 27). Daneben finden Sie auf den Webseiten des PEI auch Jahresberichte des Paul-Ehrlich-Instituts und des WHO-Kooperationszentrums, die Reihe „Arbeiten aus dem Paul-Ehrlich-Institut", Hämovigilanz-Berichte, Berichte nach § 21 des Transfusionsgesetzes und nach § 8d des Transplantationsgesetzes. Zusammen mit dem Bundesinstitut für Arzneimittel und Medizinprodukte gibt das PEI das Bulletin zur Arzneimittelsicherheit heraus.

5.6 Bundesinstitut für Arzneimittel und Medizinprodukte

BfArM Das Bundesinstitut für Arzneimittel und Medizinprodukte (BfArM) ist eine weitere selbständige Bundesoberbehörde im Geschäftsbereich des Bundesministeriums für Gesundheit. Im Zuge der Umsetzung des Gesetzes über die Neuordnung zentraler Einrichtungen des Gesundheitswesens wurde der Sitz der Behörde 1994 nach Bonn verlegt.

Aufgaben Zu seinen Aufgaben zählen die Zulassung von Fertigarzneimitteln auf der Grundlage des Arzneimittelgesetzes, die Registrierung oder Zulassung homöopathischer Arzneimittel, die Erfassung und Risikobewertung von Arzneimitteln und Medizinprodukten sowie die Überwachung des legalen Verkehrs von Betäubungsmitteln und Grundstoffen.

Bulletin Das BfArM gibt zusammen mit dem PEI das Bulletin zur Arzneimittelsicherheit heraus und veröffentlicht in seinem Webauftritt eigene Bekanntmachungen (Abb. 28).

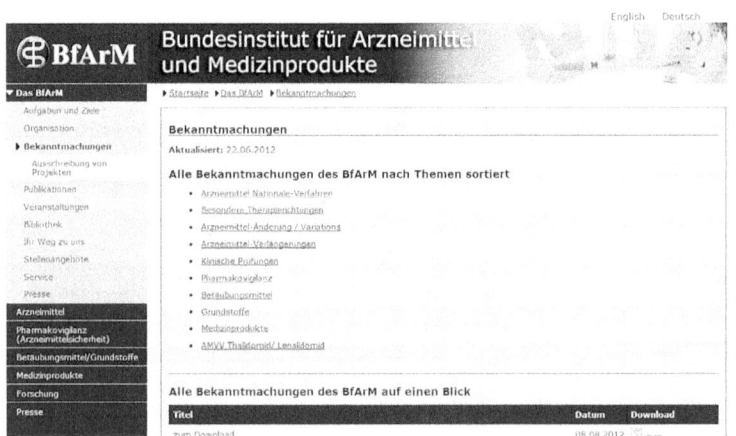

Abb. 28: Bekanntmachungen des BfArM

5.7 Bundeszentrale für gesundheitliche Aufklärung

Eine weitere Fachbehörde im Geschäftsbereich des Bundesministeriums für Gesundheit ist die Bundeszentrale für gesundheitliche Aufklärung (BZgA), gegründet 1967 in Köln.

Ihre Hauptaufgabe liegt in der gesundheitlichen Aufklärung der Bürger in Deutschland. Dafür erarbeitet sie Grundsätze und Richtlinien für den Inhalt und die Methoden der praktischen Gesundheitserziehung. Sie bildet die in Gesundheitserziehung und Gesundheitsaufklärung tätigen Personen weiter, sie koordiniert und verstärkt die gesundheitliche Aufklärung und Gesundheitserziehung im gesamten Bundesgebiet und fördert die Zusammenarbeit mit dem Ausland. Dabei orientiert sie sich an den aktuellen Gesundheitsproblemen mit Präventionsrelevanz und den sich weiterentwickelnden Theorien und Methoden der gesundheitlichen Aufklärung.

Unter der Rubrik „Die BZgA im Internet" stellt die Bundeszentrale für gesundheitliche Aufklärung Informationsmaterialien zu den Themenschwerpunkten Aidsprävention, Sexualaufklärung und Familienplanung, Suchtprävention, Ernährung/Bewegung/Stressbewältigung, Kinder- und Jugendgesundheit, Frauengesundheit und Gesundheitsförderung, Gesundheit älterer Menschen, Männergesundheit und Gesundheitsförderung, Gesundheit und Schule, Gesundheitliche Chancengleichheit, Gesundheitsförderung allgemein, Grippeschutz, Organspende und zur Blutspende zur Verfügung. Die BZgA pflegt dazu eigene Fachdatenbanken und Fachportale.

5.8 National Institutes of Health (NIH)

Die Nationalen Gesundheitsinstitute der Vereinigten Staaten von Amerika (National Institutes of Health, NIH) sind eine Behörde des US-amerikanischen Ministeriums für Gesundheitspflege und Soziale Dienste (United States Department of Health and Human Services) mit Sitz in Bethesda, Maryland. Sie sind die wichtigste Behörde für biomedizinische Forschung in den USA.

Ihre Kernaufgaben bestehen einerseits in der Erlangung fundamentaler Kenntnisse über die Natur und das Verhalten lebender Systeme und andererseits in der Umsetzung dieses Wissens zur Förderung der Gesundheit, der Verlängerung der Lebenszeit und der Verringerung der Leiden bei Krankheit und Behinderung.

Die NIH bestehen aus folgenden 27 Instituten und Zentren: das National Cancer Institute (NCI), das National Eye Institute (NEI), das National Heart, Lung, and Blood Institute (NHLBI), das National Human Genome Research Institute (NHGRI), das National Institute on Aging (NIA), das National Institute on Alcohol Abuse and Alcoholism (NIAAA), das National Institute of Allergy and Infectious Diseases (NIAID), das National Institute of Arthritis and Musculoskeletal and Skin Diseases (NIAMS), das National Institute of Biomedical Imaging and Bioengineering (NIBIB), das Eunice Kennedy Shriver National Institute of Child Health and Human Development (NICHD), das National Institute on Deafness and Other Communication Disorders (NIDCD), das National Institute of Dental and Craniofacial Research (NIDCR), das National Institute of Diabetes and Digestive and Kidney Diseases (NIDDK), das National Institute on Drug Abuse (NIDA), das National Institute of Environmental Health Sciences (NIEHS), das National Institute of General Medical Sciences (NIGMS), das National Institute of Mental Health (NIMH), das National Institute on Minority Health and Health Disparities (NIMHD), das National Institute of Neurological Disorders and Stroke (NINDS), das National Institute of Nursing Research (NINR), das Center for Information Technology (CIT), das Center for Scientific Review (CSR), das John E. Fogarty International Center for Advanced Study in the Health Sciences (FIC), das National Center for Complementary and Alternative Medicine (NCCAM), das National Center for Advancing Translational Sciences (NCATS), das NIH Clinical Center (CC) und die für die Literaturrecherche weltweit wichtigste und größte medizinische Bibliothek, die National Library of Medicine, die NLM.

Webauftritt Die NIH haben einen gemeinsamen Webauftritt und stellen dort grundlegende Informationen zur Verfügung (Abb. 29).

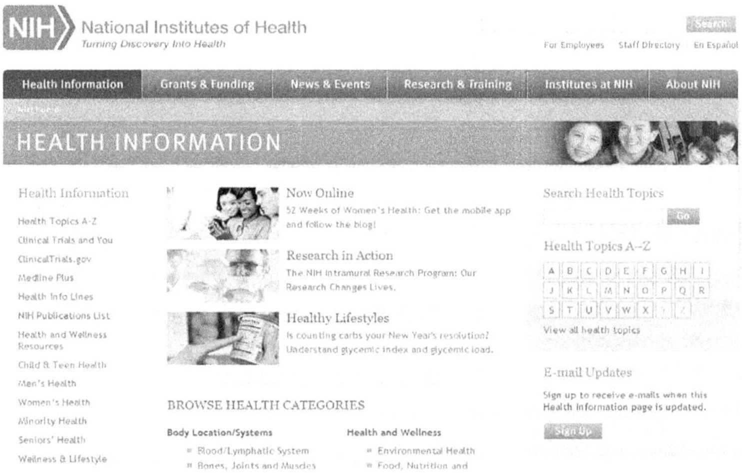

Abb. 29: Informationen der NIH rund um die Gesundheit

5.9 National Library of Medicine (NLM)

Die Nationalbibliothek für Medizin der USA (National Library of Medicine, NLM) ist eine der 27 Einrichtungen der NIH. Sie wurde 1836 als Library of the Surgeon General's Office des Generalstabsarztes der US-Armee gegründet, 1956 in das öffentliche Gesundheitswesen überführt und trägt seitdem den Namen NLM.

Die NLM sammelt und verzeichnet biomedizinische Fachinformationen und stellt diese den Wissenschaftlern, den im Gesundheitswesen Tätigen und der allgemeinen Öffentlichkeit zur Verfügung. Ihr Bestand umfasst mehr als 17 Millionen Bücher, Zeitschriften, Manuskripte, audiovisuelle Medien und andere Träger medizinischer Fachinformation in über 150 Sprachen. Sie pflegt mehrere Datenbanken, die weltweit genutzt werden. Die NLM leitet und unterstützt die Forschung in der biomedizinischen Kommunikation, entwickelt Informationsressourcen für die Molekularbiologie, Biotechnologie, Toxikologie und für die Umweltwissenschaften.

Seit 1879 gibt die NLM den Index Medicus heraus, die bis 2004 monatlich erscheinende gedruckte Fachbibliographie medizinischer Zeitschriftenartikel. Aufgrund der rasanten Zunahme der im Index Medicus nachgewiesenen Aufsätze begann die NLM 1957 über eine Mechanisierung des Index Medicus nachzudenken, d. h. über den Ersatz durch technische Hilfsmittel. 1964 schließlich wurde MEDLARS (Medical Literature Analysis and Retrieval System) in Betrieb genommen. Mit MEDLARS wurde zum ersten Mal ein größerer, rechnergestützter und retrospektiver Suchdienst der allgemeinen Öffentlichkeit zur Verfügung gestellt. Seine Online-Version MEDLINE (MEDLARS Online) ermöglicht seit 1971 den Online-Zugriff auf eine Teilmenge der Referenzen der MEDLARS-Datenbank. Mittlerweile ist MEDLINE über PubMed für jedermann frei zugänglich (siehe Kapitel MEDLINE). Daneben betreibt die NLM seit 1998 die kostenlose Webseite MedlinePlus, die vorrangig für Patienten und für Familien Informationen aus dem Gesundheitsbereich liefert.

Die NLM beherbergt das National Center for Biotechnology Information (NCBI), das 1988 als zentrales Institut für Datenverarbeitung und Datenspeicherung in der Molekularbiologie gegründet wurde. Das NCBI pflegt und betreibt Entrez, ein Retrieval-System, welches den Online-Zugriff auf verschiedene DNA-, RNA- und Protein-Datenbanken sowie GenBank (Genom-Sequenzdaten), die Literaturdatenbanken PubMed und PubMed Central und weitere biotechnologisch relevante Informationen ermöglicht (Abb. 30).

1967 wurde innerhalb der NLM das Toxicology and Environmental Health Program (TEHIP) gegründet. Es dient der Entwicklung von Da-

TOXLINE

tenbanken und Softwaresystemen für die elektronische Archivierung und Suche in medizinischer Literatur. Seitdem hat TEHIP verschiedene Informationssysteme entwickelt, die kostenlos über das Internet zur Verfügung stehen. Dazu gehören TOXNET (Toxicology Data Network), ein integriertes System von Datenbanken der Toxikologie und der Umweltwissenschaften und TOXLINE, eine bibliographische Datenbank mit Informationen zu biochemischen, pharmakologischen, physiologischen und toxikologischen Auswirkungen von Arzneimitteln und anderen Chemikalien. TOXLINE enthält über vier Millionen Nachweise.

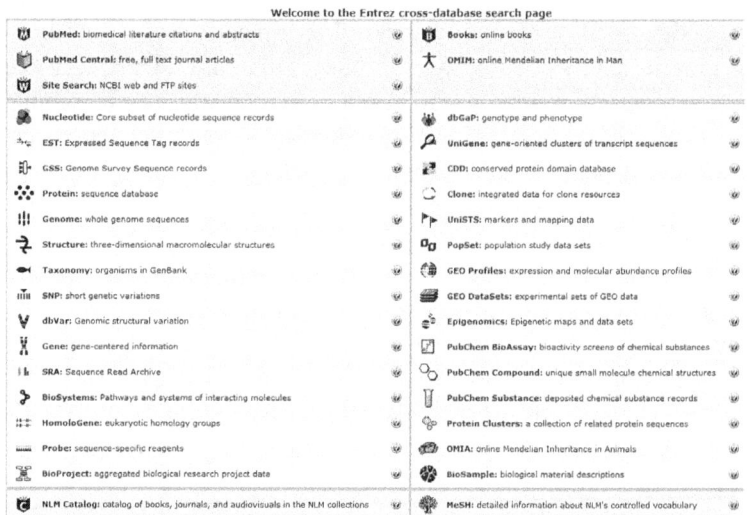

Abb. 30: Datenbanken in Entrez/ NCBI

5.10 Weltgesundheitsorganisation

WHO

Die Weltgesundheitsorganisation WHO (dt. für World Health Organization) ist eine Organisation der Vereinten Nationen mit Sitz in Genf. Sie wurde 1948 gegründet und zählt heute 194 Mitgliedsstaaten. Die WHO ist die Koordinationsbehörde der Vereinten Nationen für das internationale öffentliche Gesundheitswesen. Ihr Anspruch besteht in der Verwirklichung des bestmöglichen Gesundheitsniveaus für jeden Menschen weltweit.

Aufgaben

Die Aufgaben der WHO liegen in der Bekämpfung von Krankheiten und der Förderung der allgemeinen Gesundheit. Der Schwerpunkt liegt dabei auf der Bekämpfung von Infektionskrankheiten.

Die WHO gibt jährlich den Weltgesundheitsbericht (World Health Report) heraus, der über die weltweite Gesundheitsversorgung bzw. über die bestehenden Krankheitsprobleme informiert sowie weitere Publikationen (Abb. 31). Außerdem können Sie auf den Webseiten der WHO in IRIS (WHO's Institutional Repository for Information Sharing) Literatur recherchieren.

World Health Report

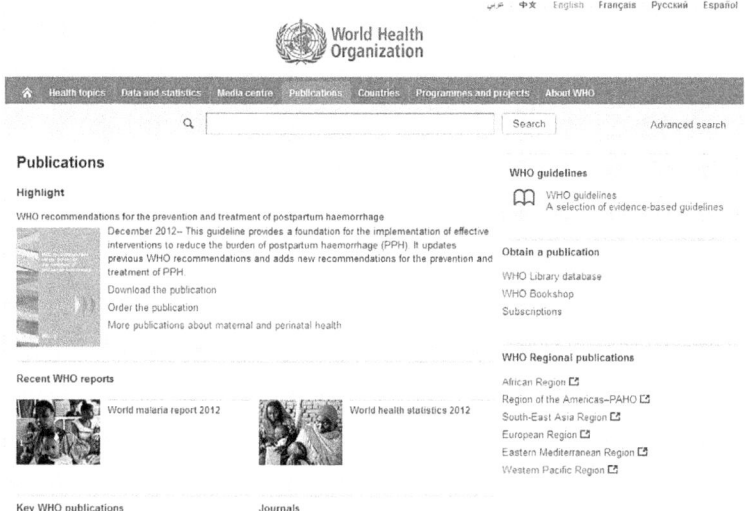

Abb. 31: Online-Recherche in den Publikationen der WHO

5.11 Cochrane Collaboration

In der gemeinnützigen und unabhängigen Cochrane Collaboration haben sich Ärzte und Wissenschaftler 1993 weltweit zusammengeschlossen. Sie möchten allen Akteuren des Gesundheitssystems aktuelle und exakte Informationen zur Verfügung stellen und so ermöglichen, dass medizinische Entscheidungen schneller getroffen und Patienten sicher aufgeklärt und beraten werden können.

Cochrane Collaboration

Ein wichtiges Instrument der Cochrane Collaboration ist die Cochrane Review Group (CRG). Den CRGs gehören Ärzte, Wissenschaftler, Mitarbeiter im Gesundheitswesen und Patienten an. Sie eint das Interesse an verlässlichen und aktuellen Erkenntnissen, die relevant sind hinsichtlich Prävention, Behandlung und Rehabilitation bestimmter Gesundheitsprobleme. Derzeit existieren 52 internationale CRGs, die systematische Übersichtsarbeiten zur Bewertung medizinischer Thera-

CRG

pien erstellen und für deren Aktualität und Verbreitung sorgen (Abb. 32). Um möglichst objektive Erkenntnisse zu erlangen, werden sämtliche vorhandene Daten betrachtet. Auch führen die CRGs klinische und andere wissenschaftlich-fundierte Studien durch und erhalten dadurch wertvolle evidenzbasierte Informationen. In Deutschland sind momentan zwei Cochrane Review Groups aktiv.

Cochrane-Zentren

Redaktionsteams der CRGs achten auf die Einhaltung festgelegter Richtlinien, um den hohen Qualitätsstandard der Cochrane Collaboration zu gewährleisten. 13 Cochrane-Zentren sind weltweit für die Koordination, Organisation, Öffentlichkeitsarbeit, Aus- und Fortbildung zuständig. Der Sitz des deutschen Cochrane-Zentrums ist in Freiburg.

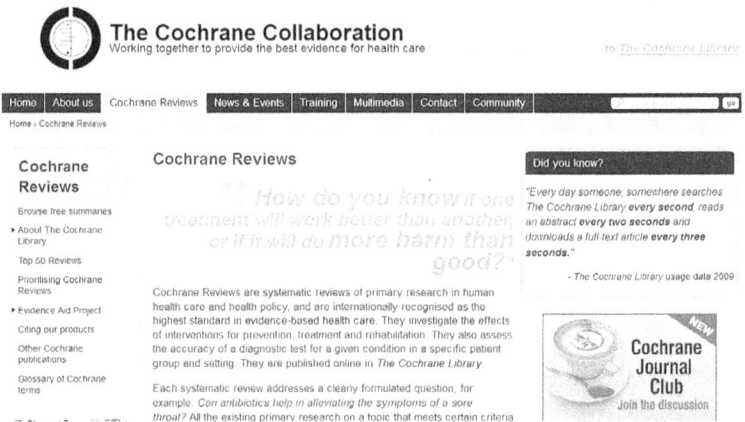

Abb. 32: Cochrane Reviews der Cochrane Collaboration

CDSR

Die durch die CRGs erstellten und aktualisierten Übersichtsarbeiten und Protokolle sowie Übersichtsarbeiten zu methodischen Aspekten werden in der Cochrane Database of Systematic Reviews (CDSR) veröffentlicht. Diese Datenbank erscheint vierteljährlich als Teil der Cochrane Library (siehe Kapitel Medizinische Literaturdatenbanken).

6 Datenbankverzeichnisse

Auf die bekannteste medizinische Datenbank MEDLINE/ PubMed wurde bereits im Kapitel Basics eingegangen. Darüber hinaus gibt es aber eine Vielzahl weiterer Datenbanken und Internetverzeichnisse, die für die medizinische Literaturrecherche relevante Ergebnisse liefern können. Datenbankverzeichnisse ermöglichen einen fachspezifischen

Überblick über sämtliche Datenbanken an einem Ort. Zu nennen sind hier das Datenbank-Infosystem DBIS der wissenschaftlichen Bibliotheken und das Datenbankverzeichnis von DIMDI.

6.1 DBIS

Viele Hochschulbibliotheken in Deutschland verzeichnen ihre lizenzierten und auch viele frei zugängliche Datenbanken im Datenbank-Infosystem DBIS (Abb. 33). DBIS wurde mit finanzieller Unterstützung der DFG und des Bayerischen Staatsministeriums für Wissenschaft, Forschung und Kunst von der Universitätsbibliothek Regensburg entwickelt. Mittlerweile wird es von 270 Bibliotheken überwiegend aus Deutschland und Österreich genutzt. In DBIS werden ausschließlich Datenbanken verzeichnet, deren Inhalte über eine Suchfunktionalität gezielt durchsucht werden können. Die Mehrzahl der Datenbanken ist über das Internet verfügbar, einige wenige nur über CD-ROM oder DVD auf speziellen Servern. Aktuell weist DBIS über 9900 Datenbanken und Portale nach, von denen etwa 40% unabhängig von Ort und Zeit frei zugänglich sind.

DBIS

Für jede Datenbank enthält DBIS bibliographische Angaben, weitere Beschreibungen sowie die URLs. Die Datenbanken sind sowohl nach Fächern als auch alphabetisch sortiert. Außerdem bietet DBIS eine „einfache Suche" und eine „erweiterte Suche" an. Dort können Sie gezielt nach einer Datenbank anhand von Wörtern aus dem Titel,

Suchen in DBIS

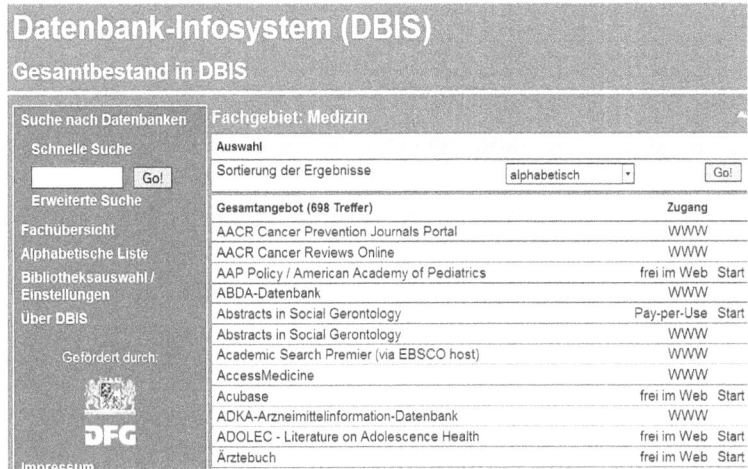

Abb. 33: Auflistung der 698 medizinischen Datenbanken in DBIS

Lokale Sicht

Nationallizenz

nach Schlagwörtern oder dem Verlag suchen. Die Suche können Sie eingrenzen nach dem Datenbanktyp, der Verfügbarkeit (frei zugänglich, lizenzpflichtig oder Bezahlung bei Nutzung = „pay-per-use"), der geographischen Region oder dem Fachgebiet.

Der Datenbestand wird von allen an DBIS teilnehmenden Bibliotheken gemeinsam verwaltet. Jedoch sind lokale Anpassungen der Oberfläche möglich. Folgen Sie dem Link Ihrer Hochschule auf DBIS, dann bekommen Sie die Sicht Ihrer Hochschulbibliothek angezeigt (Abb. 34). Dort sehen Sie anhand von Symbolen und Erklärungen, auf welche Datenbanken Sie Zugriff haben. Ein Teil der Datenbanken ist generell frei zugänglich, auch außerhalb der Hochschule. Ein anderer Teil ist nur aufgrund der Lizenzierung durch Ihre Hochschulbibliothek für Sie freigeschaltet. Dann ist der Zugriff nur innerhalb Ihres Uni-Netzes möglich, nicht in allen Fällen auch über VPN. Außerdem gibt es noch die Nationallizenzen. Hier ist der deutschlandweite Zugriff auf bestimmte Datenbanken durch die Bereitstellung von Sondermitteln durch die DFG ermöglicht worden. Der Zugriff ist nur über wissenschaftliche Bibliotheken möglich. Allerdings können sich Einzelpersonen mit ständigem Wohnsitz in Deutschland und ohne Zugangsmöglichkeit über eine Hochschulbibliothek persönlich für einen kostenlosen Zugriff registrieren lassen.

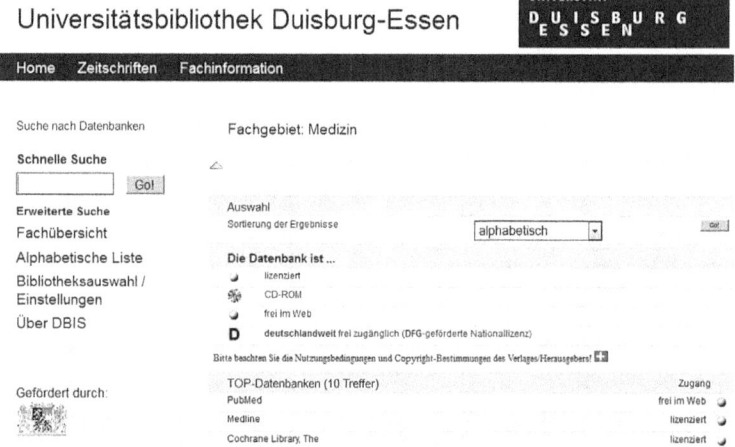

Abb. 34: Sicht der UB Duisburg-Essen auf die Medizin in DBIS

6.2 DIMDI

Das DIMDI bietet ein breites Spektrum biowissenschaftlicher Datenbanken mit den Schwerpunkten Gesundheitswesen und Medizin an. Ein Zugriff ist auf rund 50 Datenbanken mit über 100 Millionen Dokumenten möglich. Die Datenbanken lassen sich nach unterschiedlichen Kriterien auswählen. Einerseits ist eine Auswahl über die Fachgebiete Humanmedizin, Arzneimittel, Toxikologie, Medizinprodukte, Health Technology Assessment (HTA), Biotechnologie und Gentechnik, Psychologie und Veterinärmedizin möglich. Andererseits können Sie mit Hilfe des DIMDI-Indexes ermitteln, welche Datenbanken die meisten Treffer zu Ihrer Suchanfrage enthalten und sich dann auf diese Datenbanken beschränken. Auch können Sie gezielt einzelne Datenbanken für Ihre Recherche auswählen. Bequemer ist, wenn Sie der Datenbankvorauswahl von DIMDI vertrauen. Dann recherchieren Sie parallel in den Datenbanken MEDLINE, BIOSIS Previews, SciSearch und Embase, GMS (siehe Kapitel Open-Access-Portale) und dem Deutschen Ärzteblatt, einer Fachzeitschrift.

DIMDI

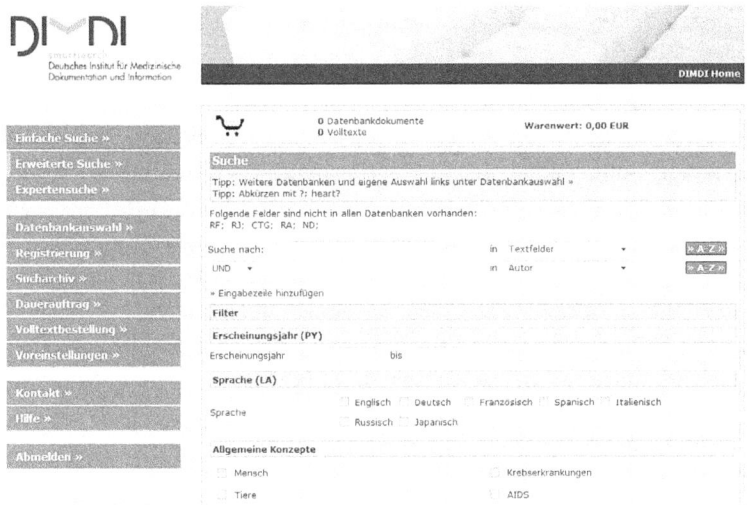

Abb. 35: Suchoberfläche der DIMDI SmartSearch mit Filter

Ohne sich vertraglich zu binden, haben Sie Zugang zu allen kostenfreien und einigen kostenpflichtigen Datenbanken über die DIMDI SmartSearch. Weitere Möglichkeiten stehen Ihnen bei Abschluss eines Vertrages als Premium-Kunde zur Verfügung. Die DIMDI SmartSearch

Recherche in DIMDI

ist eine menügeführte Recherche-Oberfläche zur schnellen und einfachen Suche im Datenbankangebot von DIMDI. Sie haben die Wahl zwischen der Recherche in einem Suchfeld, in mehreren Suchfeldern (Abb. 35) und der Expertensuche. In letzterer müssen Sie die Kommandosprache der DIMDI SmartSearch beherrschen. Dank verschiedener Filter können Sie Ihre Ergebnisliste nach Erscheinungsjahr, Sprache und nach vier Konzepten (Mensch, Tiere, Krebserkrankungen, AIDS) begrenzen. Bei Ausführen der Suchanfrage wird Ihnen angezeigt, wie viele Dokumente pro Datenbank gefunden wurden. Direkt aus der Ergebnisliste heraus können Sie zu den elektronischen Volltexten gelangen oder Sie bestellen den Volltext bei einer der angeschlossenen Bibliotheken. Die Kosten werden Ihnen direkt in der Trefferliste angezeigt. Sie können die kostenpflichtigen Dokumente während Ihrer Recherche in einem Warenkorb zwischenlagern und nach Abschluss online per Kreditkarte bezahlen. Auch können Sie Ihre Ergebnisliste speichern oder sich in MEDLINE einen Dauerauftrag zur regelmäßigen Wiederholung Ihrer Recherchen einrichten.

Tipp DIMDI ermöglicht Ihnen die Recherche in verschiedenen kostenpflichtigen Datenbanken, auf die Sie ansonsten ohne Lizenz Ihrer Hochschulbibliothek keinen Zugriff hätten. Zwar sind die nachgewiesenen Dokumente selbst nicht kostenfrei, aber Sie können sie direkt aus der Recherche heraus für eine kleine Gebühr bestellen.

Das DIMDI bietet verschiedene Schnittstellen für den Direktzugriff auf einzelne Datenbanken (DIMDI mySmartSearch und DIMDI LinkedSearch). Damit können Sie Ihren Recherche-Zugang in Ihre eigenen webbasierten Anwendungen integrieren. Auch können Sie aus den Literaturverwaltungsprogrammen EndNote und Reference Manager (siehe Kapitel Informationen weiterverarbeiten) heraus direkt Recherchen in den Datenbanken beim DIMDI durchführen. Nähere Informationen dazu erhalten Sie auf den Webseiten des DIMDI.

7 Medizinische Literaturdatenbanken

Medizinische Literaturdatenbanken weisen hauptsächlich Zeitschriftenaufsätze, aber auch Bücher, Kongressberichte, Dissertationen und sonstige Literaturquellen zu medizinischen Themen und ihren Randgebieten nach. Neben MEDLINE/ PubMed gibt es zahlreiche weitere Datenbanken, die relevante Ergebnisse in der medizinischen Literaturrecherche liefern können. Dazu gehören GoPubMed und HealthSTAR, die auf MEDLINE aufbauen, die Datenbanken der Cochrane Library sowie Embase des Elsevier-Verlages. Klinische Studien sind Voraussetzung für die evidenzbasierte Medizin. Sie werden in eigenen Registern verzeichnet. Produkte wie UpToDate sind schließlich keine Datenbanken im klassischen Sinne, aber dennoch hilfreiche Instrumente in der Literaturrecherche, die nachfolgend beschrieben werden.

7.1 GoPubMed

GoPubMed ist keine Datenbank an sich, sondern eine Suchmaschine, die bei einer Recherche die Literaturnachweise von PubMed durchsucht. Dabei integriert GoPubMed neben MeSH von PubMed auch die Gene Ontology und bereitet die Ergebnisse zusätzlich auf.

GoPubMed

Gene Ontology (GO) ist eine biomedizinische Ontologie, ein formales Repräsentationssystem biomedizinischer Begriffe und ihrer Beziehungen untereinander. Sie stellt sprachlich und formal strukturiert die Begriffe und ihre Beziehungen dar, um diese in Software-Programme integrieren zu können. GO ist das Ergebnis einer internationalen Bioinformatik-Initiative zur Vereinheitlichung eines Teilvokabulars der Biowissenschaften. Sie wird mittlerweile von vielen biologischen Datenbanken verwendet und deckt drei grundlegende Bereiche ab: zelluläre Komponente, biologischer Prozess und molekulare Funktion. GoPubMed benutzt GO wie ein Inhaltsverzeichnis, um die Literaturnachweise aus PubMed entsprechend zu strukturieren.

Gene Ontology

Sowohl MeSH als auch GO sind englischsprachige Terminologien, daher müssen Sie in GoPubMed mit den englischen Begriffen suchen.

Recherche in GoPubMed

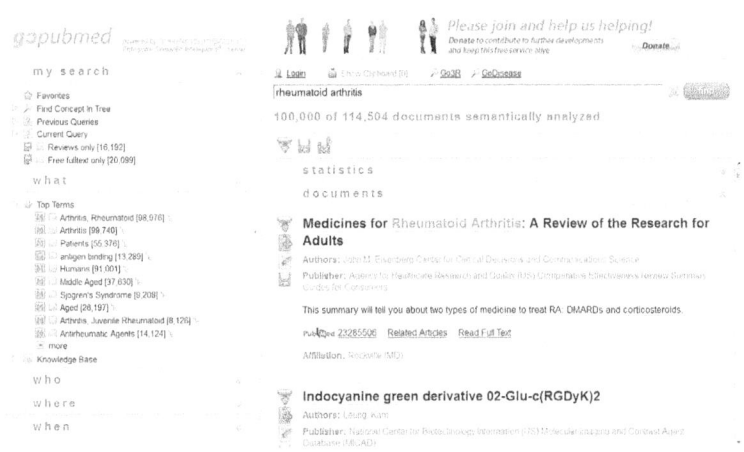

Abb. 36: Recherche zur Rheumatoiden Arthritis in GoPubMed

Nach der ersten Recherche (Abb. 36) werden Ihnen im rechten Bereich thematisch passende Aufsätze mit den bibliographischen Angaben und dem Abstract angezeigt. Auch werden die in den Aufsätzen beschriebenen Biomoleküle und andere Produkte aufgelistet sowie Angaben über deren käufliche Verfügbarkeit gemacht. Im Titel und Abstract der einzelnen Treffer wird jeder Ihrer Suchbegriffe farblich hervorgehoben und weitere MeSH- und GO-Deskriptoren markiert, so dass Sie aus der Ergebnisliste heraus Ihre Suche um diese Begriffe nacheinander erweitern können. Jeder Treffer Ihrer Ergebnisliste in GoPubMed verlinkt zu seiner ursprünglichen Aufnahme in PubMed. Auch können Sie direkt aus dem Treffer heraus den Volltext öffnen, wenn dieser frei zugänglich ist (Open Access). Nutzen Sie innerhalb Ihres Hochschulnetzes GoPubMed, dann haben Sie die Möglichkeit, auf die durch Ihre Hochschulbibliothek lizenzierten Zeitschriften zuzugreifen. Auch dann gelangen Sie ohne Umweg zum Volltext. Im linken Bereich werden Ihnen im oberen Teil unter dem Punkt „what" zum Suchbegriff alle verwandten MeSH- („M") und GO-Begriffe („G") angezeigt („Top Terms"). Diese können Sie ebenfalls einzeln oder in Kombination mit anderen Schlagwörtern auswählen und Ihre Suchergebnisse entsprechend erweitern oder beschränken. Darunter werden Ihnen Begriffe der Wissensbasis angezeigt, die neben Kategorien der MeSH- und GO-Terminologien auch die beschriebenen Proteine (P) listen, wonach Sie ebenfalls im nächsten Schritt filtern können. GoPubMed listet weiterhin im linken Bereich die Autoren unter der Rubrik „who", die Zeitschriften und andere Quellen der nachgewiesenen Dokumente („where") und auch das Jahr der Veröffentlichung („when"). Sie können Begriffe der einzelnen Rubriken miteinander kombinieren und sich dann die dazu passenden Literaturzitate anzeigen lassen. Bei Auswahl eines Begriffes im linken Bereich, werden automatisch die anderen angepasst, so dass Sie sofort sehen, ob nach einer Einschränkung auf bestimmte Schlagwörter oder Kategorien die anderen Begriffe überhaupt noch relevant sind.

7.2 Embase

Embase

Embase (Excerpta Medica Database) ist eine bibliographische Datenbank des Elsevier-Verlages und weist wie MEDLINE/PubMed biomedizinische Literatur weltweit nach. Im Unterschied zu PubMed liegt der Fokus auf Europa, während PubMed internationaler ausgerichtet ist mit Schwerpunkt USA. Seine Kernkompetenzen sieht Embase in der Erfassung und detaillierten Indexierung pharmakologischer und klinischer Literatur mit Fokussierung auf Arzneimittelnebenwirkungen sowie in der Indexierung von Aufsätzen, die sich thematisch mit der Entwicklung und Anwendung von Medizinprodukten befassen. Dazu wertet Embase Zeitschriften aus den Gebieten Arzneimittelforschung, Pharmakologie, Pharmazie, Pharmaökonomie, Toxikologie, Gesundheitspolitik und Gesundheitsmanagement, Gesundheitswesen, Arbeits- und Umweltmedizin sowie der biologischen Grundlagenforschung aus. Embase weist gezielt Literatur zur evidenzbasierten Medizin (EBM) nach und legt daher den Schwerpunkt auf systematische Übersichtsartikel.

Embase ist im Gegensatz zur kostenfreien Datenbank MEDLINE ein kostenpflichtiges Produkt. Hat Ihre Hochschulbibliothek keine Lizenz für Embase, dann können Sie über DIMDI in Embase recherchieren. Die Recherche und die Anzeige der Trefferliste sind kostenfrei, lizenzierungspflichtige Dokumente und Volltexte sind dagegen kostenpflichtig. Ein lizenzierter Zugang ist über OvidSP oder andere Plattformen möglich. Ob Ihre Einrichtung eine Lizenz von Embase hat, können Sie sehr schnell in DBIS oder dem Katalog Ihrer Hochschulbibliothek überprüfen.

Zugang zu Embase

Embase enthält aktuell über 24 Millionen indexierte Nachweise aus mehr als 7600 Zeitschriften mit einem Peer-Review-Verfahren. Während die überwiegende Mehrheit der Literaturnachweise aus MEDLINE übernommen wurde, sind 5 Millionen Dokumente nur in Embase nachgewiesen. Sie können in Embase anhand der bibliographischen Angaben und mittels der MeSH-Deskriptoren inhaltlich nach relevanter Literatur recherchieren.

7.3 HealthSTAR

HealthSTAR (Health Services, Technology, Administration, and Research) war eine Datenbank der NLM, welche ab 1994 die weltweit erscheinende Literatur zu nichtklinischen Aspekten des Gesundheitswesens wie Planung, Organisation, Verwaltung, Finanzierung, Ausbildung, Personal- und Versicherungsfragen sowie Qualitätssicherung und Bewertung nachwies. Dafür wertete HealthSTAR die Literaturnachweise in MEDLINE aus und ergänzte diese durch Aufsätze aus weiteren internationalen Zeitschriften, Monographien, Konferenz- und Regierungsberichten mit dem Schwerpunkt USA. Im Jahr 2000 stellte die NLM die Arbeit an der Datenbank HealthSTAR ein.

HealthStar

Die Inhalte von HealthSTAR wurden in andere Web-Angebote der NLM überführt. Dort werden sie weiter regelmäßig aktualisiert. So wird

PubMed

PubMed wöchentlich durch relevante Nachweise von Zeitschriftenaufsätzen zu nichtklinischen Fragestellungen des Gesundheitswesens ergänzt. Bücher, einzelne Buchkapitel, technische Reports und Konferenzberichte migrierten in den Online-Katalog der NLM (LocatorPlus). Abstracts der Tagungen der AcademyHealth, der Health Technology Assessment International (HTAi) und die Abstracts der jährlichen Konferenzen der Cochrane Collaboration (Cochrane Colloquia) sind jetzt über das NLM-Portal (NLM Gateway) zugänglich.

Tipp — Recherchieren Sie nach Literatur zu nichtklinischen Aspekten des Gesundheitswesens über das Portal der NLM. Alternativ können Sie auch in PubMed nach Zeitschriftenaufsätzen oder im LocatorPlus nach sonstigen Medien suchen.

Ovid HealthSTAR — Auch über die Plattform OvidSP der Ovid Technologies, Inc. ist die Recherche möglich. Ovid HealthSTAR enthält den gesamten Datenbestand von HealthSTAR und wird laufend durch aktuelle Nachweise aus MEDLINE und ausgewählten weiteren Zeitschriften ergänzt. Um die relevante Literatur zu finden und indexieren zu können, nutzt Ovid den Suchalgorithmus von HealthSTAR der NLM. Die Datenbank weist aktuell Zitierungen und Abstracts von Zeitschriftenaufsätzen, ganze Monographien und einzelne Buchkapitel, technische Reports, Konferenzberichte und Abstracts von Tagungen sowie Regierungsdokumente und Tageszeitungen von 1966 bis heute nach. Die einzelnen Nachweise werden weiterhin durch MeSH indexiert, um die Kompatibilität mit anderen Datenbanken der NLM zu erhalten. Sie haben Zugriff auf Ovid HealthSTAR, wenn Ihre Hochschulbibliothek eine oder mehrere kostenpflichtige Datenbanken von Ovid Technologies, Inc. lizenziert hat.

7.4 Cochrane Library

Cochrane Library — Die Cochrane Library (Abb. 37) der Cochrane Collaboration (siehe Kapitel Einrichtungen des Gesundheitssystems) wird vom englischen Verlag Wiley InterScience vermarktet. Sie wird monatlich veröffentlicht und ist über einen lizenzpflichtigen Online-Zugang oder als CD-ROM verfügbar. Der Online-Zugriff wird im Rahmen eines Nationalkonsortiums mit finanzieller Unterstützung der DFG und der ZB MED durch die Universitätsbibliothek Johann Christian Senckenberg in Frankfurt am Main organisiert und den Universitäten und Hochschulen in Deutschland zur Verfügung gestellt. Nutzer außerhalb akademischer Einrichtungen haben entweder Zugriff als Mitglied der Ärztekammer Nordrhein oder über eine private Lizenz.

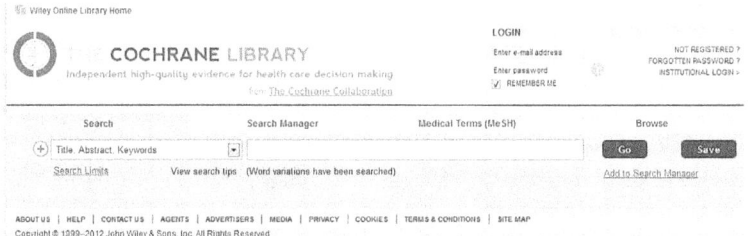

Abb. 37: Suchoberfläche der Cochrane Library

Die Cochrane Library ist eine wichtige Komponente in der systematischen und umfassenden Literaturrecherche in der evidenzbasierten Medizin (EBM). So liefert sie für die Erstellung von Leitlinien und HTA-Berichten wertvolle Informationen. Neben der Cochrane Database of Systematic Reviews (CDSR) mit aktuell über 4700 Übersichtsarbeiten enthält die Cochrane Library noch folgende Datenbanken:

EBM

1. Database of Abstracts of Reviews of Effects (DARE), die durch das Centre for Reviews and Dissemination in York, GB gepflegt wird und strukturierte Abstracts und Bewertungen von Nicht-Cochrane Reviews enthält

DARE

2. Cochrane Central Register of Controlled Trials (CENTRAL), verzeichnet randomisierte kontrollierte Studien aus Datenbankrecherchen und manuellen Suchen nicht elektronischer Dokumente

CENTRAL

3. Cochrane Methodology Register (CMR), enthält Nachweise von Zeitschriftenaufsätzen und Büchern, die sich mit wissenschaftlichen und methodischen Aspekten der Erstellung von Übersichtsartikeln befassen

CMR

4. Health Technology Assessment Database (HTA), enthält umfassende und wertende Berichte zu gesundheitsrelevanten Prozessen

HTA

5. The NHS Economic Evaluation Database (NHSEED), beinhaltet internationale und nationale ökonomische Bewertungen zu Leistungen des Gesundheitswesens

NHSEED

7.5 Medizinische Online-Nachschlagewerke

UpToDate ist ein praxisbezogenes, klinisches Nachschlagewerk für medizinische Fragen aller Art in englischer Sprache. Mehr als 5100 weltweit praktisch tätige Mediziner schreiben und bearbeiten als Autoren, Herausgeber und Gutachter Übersichtsarbeiten zu aktuellen Ent-

UpToDate

wicklungen im gesamten Bereich der Medizin. Die Artikel durchlaufen ein Peer-Review-Verfahren mit dem Ziel, die aktuellsten medizinischen Informationen in vertrauenswürdige, da nachweisbare und evidenzbasierte Empfehlungen zu verdichten. Diese Empfehlungen sollen schließlich dazu dienen, die Patientenversorgung und deren Qualität zu verbessern sowie die richtigen klinischen Entscheidungen im Einzelfall zu treffen. Die Übersichtsarbeiten werden regelmäßig aktualisiert.

UpToDate wurde 1992 durch zwei Ärzte gegründet. Mittlerweile gehört UpToDate zu Wolters Kluwer Health, einem globalen Anbieter medizinischer Fachinformationen und einer Unterabteilung des Verlages Wolters Kluwer. Seine Inhalte sind sowohl online über das Internet als auch in einer Offline-Version zugänglich. Der Zugriff ist nur über eine Lizenz möglich. Informationen für Patienten sind dagegen kostenfrei zu lesen.

UpToDate enthält Volltexte, Abbildungen, Röntgen- und CT-Bilder. Ebenso sind eine Arzneimitteldatenbank mit 5100 einzelnen Themen sowie 135 medizinische Rechenprogramme integriert. Lag anfangs der Schwerpunkt nur auf nephrologischen Fragestellungen, so finden Sie inzwischen Informationen zu vielen verschiedenen Fachgebieten:

Inhalte

- Notfallmedizin
- Innere Medizin
- Allergologie und Immunologie
- Kardiovaskuläre Erkrankungen
- Dermatologie
- Endokrinologie und Diabetes
- Allgemeinmedizin
- Gastroenterologie und Hepatologie
- Allgemeine Chirurgie
- Geriatrie
- Hämatologie
- Krankenhauswesen
- Infektionskrankheiten
- Nephrologie und Hypertonie
- Neurologie
- Geburtshilfe und Gynäkologie
- Onkologie
- Palliativpflege und Palliativmedizin
- Kinderheilkunde
- Psychiatrie
- Lungenheilkunde, Intensivmedizin und Schlafmedizin
- Rheumatologie

ClinicalKey ist der Versuch des Elsevier-Verlages, ein Konkurrenzprodukt zu UpToDate zu schaffen. Genaugenommen ist es eine klinisch-medizinische Suchmaschine, die bei einer Suchanfrage die eigene Datenbasis von Elsevier durchsucht, die aus internationalen Fachzeitschriften, Büchern und anderen elektronischen Medien aus allen Fachdisziplinen besteht. Parallel werden auch ausgewählte Zeitschriften anderer Anbieter, über 4000 internationale Leitlinien, über 16 000 internationale Patienteninformationen, über 120 000 klinische Studien sowie MEDLINE durchsucht, die Elsevier in die Suchmaschine integriert hat. ClinicalKey behauptet von sich, schnell, zuverlässig und intuitiv Antworten auf alle medizinischen Fragestellungen liefern zu können. Die Aufsätze der Fachzeitschriften des Elsevier-Verlages sind prinzipiell durch Gutachter evaluiert worden. Viele Volltexte sind dazu evidenzbasiert. Die Informationsstruktur und die Benutzerführung von ClinicalKey sind außerdem auf die Arbeitsabläufe in Kliniken angepasst. ClinicalKey beinhaltet neben den Volltexten auch zahlreiche Bilder, Graphiken und Videos. Mit dem „Presentation Maker" können Präsentationen direkt erstellt werden. Die Suchergebnisse werden nach Aktualität und Relevanz sortiert. Sie verlinken direkt auf den für die Frage relevanten Inhaltsabschnitt. Zusätzlich werden unerwartete Verbindungen zwischen medizinischen Sachverhalten hergestellt und auf verwandte Themen hingewiesen.

OvidMD ist ein benutzerfreundliches Nachschlagewerk der Ovid Technologies, Inc., das klinisch tätigen Ärzten schnell und zuverlässig Ergebnisse der Forschung für die Umsetzung in der Praxis zur Verfügung stellen soll. Wie bei den anderen beiden Instrumenten steht die evidenzbasierte Medizin im Vordergrund. So werden bei einer Rechercheanfrage evidenzbasierte Leitlinien, die Volltexte der an Ihrer Hochschulbibliothek zugänglichen und lizenzierten Zeitschriften, die elektronischen Bücher und Datenbanken sowie MEDLINE und UpToDate durchsucht. Letztere muss Ihre Hochschule allerdings lizenziert haben. Auch sind Informationen für Patienten und über Arzneimittel inkl. zu Dosierungen, Nebenwirkungen, Indikationen und Therapien enthalten. Die verwendete Technologie von OvidMD soll sicherstellen, dass Sie bei einer Suchanfrage relevante Treffer schneller als z. B. in UpToDate angezeigt bekommen.

Während UpToDate vorwiegend von Universitätskliniken lizenziert wird, nutzen ClinicalKey und OvidMD eher kleinere Krankenhäuser.

Medscape von WebMD ist ein weiteres Instrument für die evidenzbasierte medizinische Literaturrecherche nach zuverlässigen Inhalten für klinisch tätige Ärzte und andere Akteure des Gesundheitswesens. Im Gegensatz zu den vorher vorgestellten Nachschlagewerken ist die Nutzung für Fachleute und Patienten kostenfrei, erfordert nur eine einfache Registrierung. Dann steht Ihnen allerdings eine personalisierte Seite zur Verfügung, die sich aus Ihren Angaben während der Registrierung ableitet. Der Anbieter von Medscape, WebMD, ist eine US-amerikanische Gesellschaft, die seit 1996 verschiedene Dienstleistungen im gesundheitsrelevanten Bereich anbietet. Daher sind alle Inhalte auch nur auf Englisch. Die Informationen in Medscape entstammen Aufsätzen aus medizinischen Fachzeitschriften, Weiterbildungsmaterialien verschiedener Einrichtungen, der Datenbank MEDLINE, Tageszeitungen, Konferenzberichten und der Arzneimitteldatenbank Medscape Drug Reference. So sind medizinische Dokumente im Original enthalten, inkl. Übersichtsartikeln, Zeitschriftenkommentaren, Expertenkolumnen, Aufsätzen zur Patientenaufklärung, Buchkapiteln, Zusammenfassungen von Fachbüchern, Zusammenfassungen und Präsentationen wichtiger medizinischer Kongresse und Tagungen sowie mehr als 125 medizinische Zeitschriften und Fachbücher. Der Fokus liegt auf den USA.

Ihnen steht ein einfaches Suchfeld zur Verfügung (Abb. 38). Sie können aber auch gezielt nach Arzneimittelwechselwirkungen suchen oder medizinische Parameter berechnen lassen.

PIER (The Physicians' Information and Education Resource) ist ein weiteres elektronisches und evidenzbasiertes Instrument für die Literaturrecherche vor allem für Internisten, aber auch für andere praktisch tätige Ärzte. Es wird vom American College of Physicians der USA seit

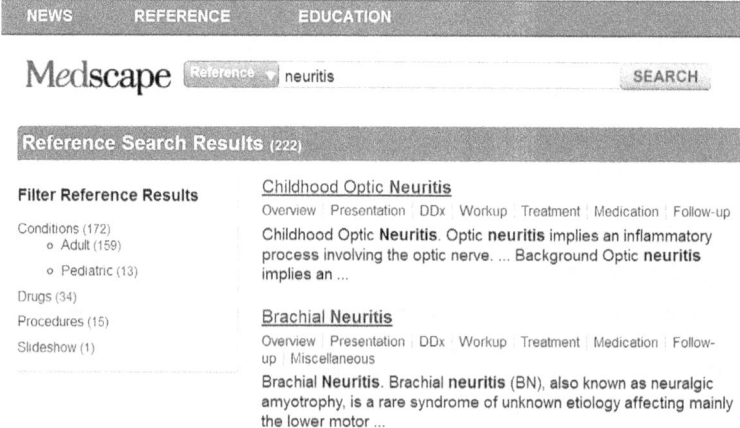

Abb. 38: Treffer in Medscape zur Neuritis

2002 herausgeben. Der Zugriff ist auf Mitglieder des American College of Physicians beschränkt und nur für diese über das Internet frei zugänglich. Nach einer Recherche in PIER werden neben einer allgemeinen Definition des Suchbegriffes konkrete Empfehlungen für die Behandlung und auch ein Nachweis der Evidenz der Behandlung angezeigt.

7.6 Register klinischer Studien

Klinische Studien spielen in der medizinischen Forschung eine sehr wichtige Rolle, denn nur durch sie können verifizierbare Aussagen zu Wirksamkeit, Nutzen und Nebenwirkungen von Arzneimitteln, medizinischen Eingriffen oder Therapien getroffen werden. Man unterscheidet zwischen verschiedenen Studientypen, wobei die experimentellen Studientypen RCT (randomisierte kontrollierte Studie) und CCT (kontrollierte klinische Studie) die höchste Evidenz aufweisen. Klinische Studien werden seit einigen Jahren in verschiedenen Registern nachgewiesen. Diese Studienregister verzeichnen relevante Daten der einzelnen Studien wie Studientitel, Kurzbeschreibungen, Ein- und Ausschlusskriterien, Studienstatus und Endpunkte.

Klinische Studien

ClinicalTrials.gov wurde von der NLM zusammen mit der Food and Drug Administration der USA entwickelt, um ein Register klinischer Studien zu schaffen, das über die Wirksamkeit neuer Medikamente aufklären soll. Seit 2000 steht es der Öffentlichkeit zur Verfügung und wird jetzt allein durch die NLM betrieben. Es liefert regelmäßig aktuelle Informationen über staatliche und privat unterstützte klinische Studien an freiwilligen Probanden zu einer Vielzahl von Erkrankungen. Die Informationen werden von den Sponsoren oder Leitern der Studien in die Datenbank selbst eingetragen und gepflegt. Neben den klinischen Studien sind auch beobachtende Studien und Arzneimittelstudien außerhalb der klinischen Studien verzeichnet. 2008 wurde die Datenbank um Informationen über die Studienteilnehmer und um Zusammenfassungen der Studien einschließlich der Nebenwirkungen erweitert.

Clinical Trials.gov

Sie können in der Datenbank nach klinischen Studien recherchieren. Dafür stehen Ihnen eine einfache und eine erweiterte Suchoberfläche zur Verfügung. In der Detailsuche kann nach Krankheit, Ort, Alter der Probanden, Studienphase, Sponsor und anderen Parametern gesucht werden. Unter der Rubrik „Studies by Topic" können Sie entweder in verschiedenen alphabetischen Listen oder gezielt anhand des Themas, des Landes oder der Region suchen. Sie können sich auch informieren, wie eine klinische Studie durchgeführt wird und wer daran teilnehmen darf. Sie können Ihre eigenen Studien veröffentlichen. Außerdem finden Sie Statistiken zu bereits registrierten Studien. Aktuell sind 138348 Studien aus allen 50 US-Staaten und 182 weiteren Ländern nachgewiesen (Stand 07. 01. 2013). Der Anteil von Studien außerhalb der USA liegt bei 43 %.

DRKS Das Deutsche Register Klinischer Studien (DRKS) wird am Institut für Medizinische Biometrie und Medizinische Informatik des Universitätsklinikums Freiburg als gemeinsames Projekt des Studienzentrums des Universitätsklinikums Freiburg und des Deutschen Cochrane Zentrums betrieben und vom Bundesministerium für Bildung und Forschung gefördert. Es ist das Primär-Register für klinische Studien in Deutschland und von der WHO anerkannt. Es verzeichnet seit 2008 Informationen über laufende und abgeschlossene Studien in Deutschland. Zu den Zielgruppen gehören Patienten und Selbsthilfegruppen, Ärzte und Prüfärzte, Wissenschaftler und Grundlagenforscher, Ethikkommissionen und Forschungsförderungsinstitutionen, die Pharmazeutische Industrie und Behörden. Das DRKS bietet Ihnen für Ihre Recherche eine einfache und eine erweiterte Suchoberfläche an. Sie können in deutschen und in englischen Studienattributen suchen. Zu jeder Studie werden Ihnen die Eckdaten angegeben.

EU Clinical Trials Register Das EU Clinical Trials Register verzeichnet seit 2011 Arzneimittelstudien. Es wird von der European Medicines Agency (EMA) erstellt und bezieht seine Daten aus der nichtöffentlichen Datenbank EudraCT. Erfasst werden laufende und abgeschlossene Arzneimittelstudien seit 2004 innerhalb der Europäischen Union und des europäischen Wirtschaftsraumes. Ihnen wird eine „einfache Suche" angeboten sowie eine „erweiterte Suche", in der Ihnen einige ausgewählte Kategorien zur Verfügung stehen (Land, Alter und Geschlecht der Versuchspersonen, Versuchsphase und Studientyp). Die Suchsprache ist Englisch.

ICTRP Die International Clinical Trials Registry Platform (ICTRP) ist ein internationales Metaregister der Weltgesundheitsorganisation, in das verschiedene nationale und überregionale Studienregister integriert sind. Über das Suchportal (ICTRP Search Portal) können Sie nach laufenden und abgeschlossenen Studien sämtlicher Länder parallel suchen. Sie haben die Wahl zwischen einem einfachen Suchfeld und einer erweiterten Suchoberfläche mit mehreren Suchfeldern, in denen Sie nach dem Titel der Studie, der Krankheit und der Behandlungsart suchen können.

ISRCTN Das International Standard Randomised Controlled Trial Number Register (ISRCTN) vergibt eine eindeutige Identifikationsnummer für klinische Studien weltweit. Mit dieser Nummer kann in Literaturdatenbanken wie MEDLINE nach Veröffentlichungen zu jeweiligen Studien recherchiert werden. Jede Studie mit einer ISRCTN-Nummer wird in das Current-Controlled-Trials-Register aufgenommen. Sie können den Inhalt des Registers über das Portal Current Controlled Trials recherchieren.

7.7 Weitere medizinische Informationsquellen

Die Arbeitsgemeinschaft der Wissenschaftlichen Medizinischen Fachgesellschaften in Deutschland (AWMF) wurde 1962 in Frankfurt am Main gegründet und ist seit 2007 ein eingetragener Verein. Der AWMF gehören aktuell 163 wissenschaftliche Fachgesellschaften aus allen Bereichen der Medizin an. Die einzelnen Fachgesellschaften geben medizinische Leitlinien für Diagnostik und Therapie heraus, die einem strengen Reglement unterliegen. Die Leitlinien sollen Ärzten in einer konkreten Situation zur Entscheidungsfindung dienlich sein. Sie werden systematisch entwickelt, beruhen auf den aktuellen wissenschaftlichen Erkenntnissen, aber auch auf bewährten Verfahren in der Praxis. Auch ökonomische Aspekte werden einbezogen. Insgesamt sollen sie zu mehr Sicherheit in der Medizin führen und die Qualität der Krankenversorgung nachhaltig verbessern. Die AWMF hat 1995 die Aufgabe übernommen, die Entwicklung der medizinischen Leitlinien zu koordinieren und den hohen Qualitätsstandard zu gewährleisten. Sie stellt ein Online-Portal zur Verfügung, in welchem nach konkreten Leitlinien recherchiert werden kann (Abb. 39).

AWMF

Leitlinien

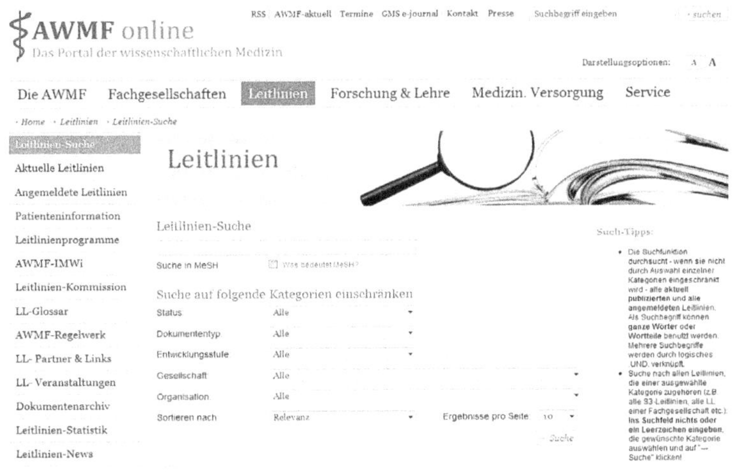

Abb. 39: Leitlinien auf dem Portal der AWMF

BioMedLit

BioMedLit ist ein Recherche- und Bestellportal der Bayerischen Staatsbibliothek München für die Fächer Biowissenschaften und Medizin. Das Fachportal führt eine simultane Recherche im Zeitschriftenbestand der Bayerischen Staatsbibliothek mit mehr als 40 000 laufenden Zeitschriften sowie der Datenbank PubMed durch. Die bibliographischen Angaben in PubMed wurden in BioMedLit mit dem Zeitschriftenbestand der Bayerischen Staatsbibliothek verknüpft, so dass Sie direkt aus der Trefferliste heraus einzelne Aufsätze über den Dokumentlieferdienst subito bestellen können. Ihnen stehen für die Recherche drei Suchfelder zur Verfügung, die Sie durch die Booleschen Operatoren verknüpfen können. Sie können mit den üblichen bibliographischen Angaben nach Literatur im Portal suchen.

BioMedSearch

Das Ziel von BioMedSearch.com ist der freie und schnelle Zugang zu einer Sammlung vertrauenswürdiger Dokumente aus dem biomedizinischen Bereich, ohne auf die Möglichkeiten verzichten zu müssen, die PubMed oder andere Datenbanken Ihnen bieten. Die Suchmaschine BioMedSearch durchsucht den Datenbestand von PubMed, erweitert aber auch um andere Quellen und um eine große Dissertationsdatenbank. Sie haben die Wahl zwischen einem einfachen Suchfeld und einer „erweiterten Suche" mit ausgewählten Suchfeldern. Sie können nach Autorennamen, Zeitschriftentitel, Erscheinungsjahr, der Sprache des Aufsatzes, nach dem Publikationstyp und auch nach den MeSH-Begriffen recherchieren. Durch automatische Textanalysen werden in BioMedSearch Cluster gebildet, die thematisch verwandte Dokumente in einzelne Gruppen sortieren. Mit Hilfe dieser Cluster können Sie passende Dokumente anhand des Themengebietes finden, was Ihnen die Recherche zu ganz konkreten Inhalten erleichtert. Auch können Sie einen sogenannten Alerting-Dienst einrichten. Dieser informiert Sie per E-Mail über neue Veröffentlichungen des ausgewählten Clusters.

European Health for All Database

Die Datenbank European Health for All Database wurde in der Mitte der 1980er Jahre durch das Regionalbüro für Europa der WHO entwickelt, um die Gesundheitstrends in Europa besser beobachten und vergleichen zu können. Sie bietet Zugang zu grundlegenden gesundheitsrelevanten Statistiken der 53 Mitgliedsstaaten der europäischen Region der WHO. Die Daten werden von den Mitgliedsstaaten an die WHO gemeldet oder anderen Quellen entnommen, wobei aktuelle Daten kontinuierlich erfasst werden. Zweimal im Jahr wird die Datenbank aktualisiert. Momentan sind über 600 Medien von 1970 bis heute enthalten. Die Daten werden in graphischer oder Tabellenform präsentiert und sind entweder online zugänglich oder können als Offline-Version heruntergeladen werden.

Das World Health Organization Library Information System (WHO-LIS) ist eine bibliographische Datenbank, die Publikationen der WHO seit 1948 nachweist (Abb. 40).

WHOLIS

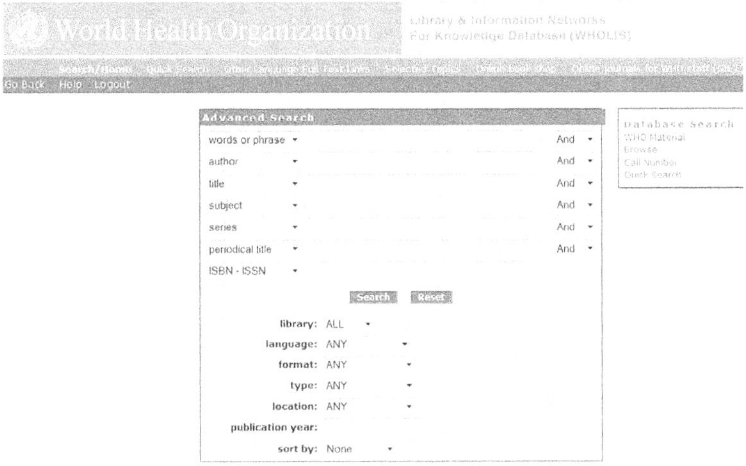

Abb. 40: World Health Organization Library Information System

Sie verzeichnet auch Aufsätze aus Zeitschriften der WHO sowie technische Dokumente ab 1985. Ihnen steht eine „erweiterte Suche" mit mehreren Suchfeldern und mehreren Filtern zur Verfügung.

MEDLINE wertet auch veterinärmedizinische Zeitschriften aus, doch der Anteil tierärztlicher Nachweise ist gegenüber humanmedizinischer Literatur vergleichsweise gering. Daher sollten angehende Tierärzte neben MEDLINE auf jeden Fall auch noch andere Rechercheinstrumente nutzen. Die Virtuelle Fachbibliothek Veterinärmedizin (ViFaVet) der Bibliothek der Tierärztlichen Hochschule Hannover bündelt diese Informationsquellen für ihre Nutzer (Abb. 41). Sie bietet Zugang zu ausgewählten weiterführenden Informationsquellen für Veterinärmediziner. Dazu zählen Forschungs- und Kongressberichte, Dissertationen, Nachschlagewerke, Videos, Bilder, Töne und Lernprogramme, außerdem Informationen zu den einzelnen Tierarten und zu den verschiedenen Fachgebieten der Tiermedizin sowie aktuell 110 deutsche und internationale veterinärmedizinische Zeitschriften.

ViFaVet

Über das Portal ist die Recherche in frei zugänglichen Datenbanken möglich und es können nicht zugängliche Aufsätze über den Dokumentlieferdienst subito bestellt werden. Ebenso sind die Inhaltsverzeichnisse von Zeitschriften recherchierbar, dazu beachten Sie bitte das Kapitel Fachzeitschriften. Außerdem steht Ihnen über das Portal

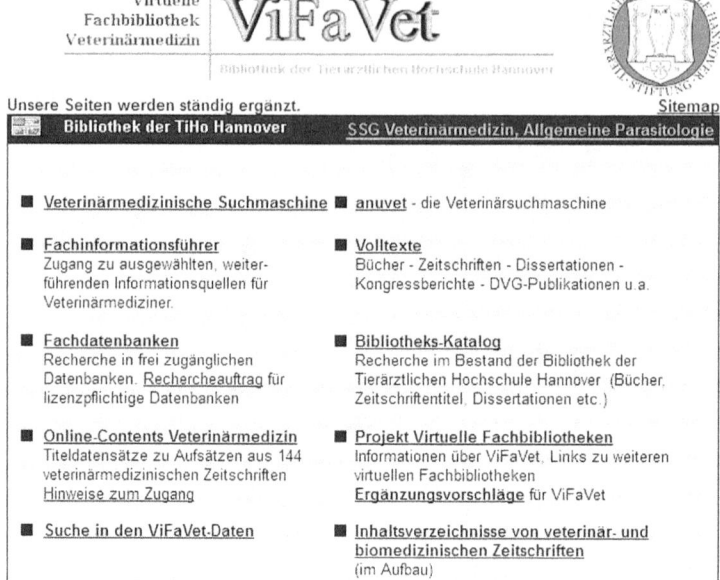

Abb. 41: Virtuelle Fachbibliothek Veterinärmedizin

der Katalog der Bibliothek der Tierärztlichen Hochschule Hannover zur Verfügung und Sie haben auch Zugriff auf zahlreiche Volltexte. Implementiert ist ebenfalls eine auf Google beruhende Suchmaschine, die sämtliche Inhalte der ViFaVet durchsucht und Ihnen in einer Trefferliste aufbereitet.

8 Interdisziplinäre Fachdatenbanken

Oft reicht in der medizinischen Literaturrecherche der Fokus auf rein medizinische Zeitschriften und deren Nachweisinstrumente nicht mehr aus. Denken Sie an die Medizintechnik, die ein immer größeres Gewicht in der medizinischen Forschung bekommt oder an die angrenzenden Fächer wie Psychologie oder Biologie. Fast jedes Fach hat seine eigenen Datenbanken, die gezielt die wichtigsten Zeitschriften und andere Literatur nach relevanten Inhalten durcharbeiten, erschließen und verzeichnen. Um bei fächerübergreifenden Themen keine wichtigen Informationen zu übersehen, ist es daher sinnvoll, durch Rechercheabfragen in anderen Datenbanken die Treffermenge zu erhöhen. Im folgenden Kapitel werden die wichtigsten der Datenbanken vorgestellt, die Antworten auch auf Ihre Fragestellungen liefern können. Interessant dabei ist, dass viele dieser Datenbanken zusätzlich zum eigenen Angebot auch MEDLINE aufgenommen und indexiert haben. Das beweist die Bedeutung der medizinischen Datenbank MEDLINE und der auch in anderen Fachgebieten mittlerweile stark ausgeprägten Interdisziplinarität.

8.1 Web of Knowledge

Web of Knowledge ist mehr als nur eine Datenbank. Mittlerweile im Besitz des Medienkonzerns Thomson Reuters ermöglicht es vielmehr die simultane Recherche in einem breiten Datenbank-Angebot unter einer Suchoberfläche. Es bietet nicht nur die bibliographischen Angaben der indexierten Literatur, sondern stellt auch Instrumente bereit, mit denen man Zugang auf die Volltexte erhält sowie die Ergebnisse analysieren und verwalten kann. Sie können parallel in Datenbanken und Angeboten der Naturwissenschaften, Technik und Medizin, aber auch der Sozial- und Geisteswissenschaften recherchieren und dort Zeitschriftenaufsätze (aktuell aus 23 000 Zeitschriften), Konferenzberichte (aktuell 148 000), Open-Access-Dokumente, Patente (aktuell 23 Millionen), Webseiten und weitere Informationsressourcen finden. Im Einzelnen stehen Ihnen folgende Datenbanken zur Verfügung:

Web of Knowledge

- BIOSIS PREVIEWS, biomedizinische Fachliteratur seit 1926 (siehe Kapitel Biologische Datenbanken)
- CAB Abstracts (CAB Direct), Literatur aus den Agrarwissenschaften seit 1910
- Chinese Science Citation Database, chinesische Fachliteratur
- Current Contents Connect, Inhaltsverzeichnisse von Zeitschriften und Büchern
- Derwent Innovations Index, Patente seit 1963
- FSTA Food Science Technology Abstracts, Literatur aus den Lebensmittelwissenschaften seit 1969
- Global Health (CAB Direct), Forschungsliteratur seit 1912 zur Öffentlichen Gesundheit
- Inspec, Literatur zur Physik und Technik seit 1898 (siehe Kapitel Technische Datenbanken)
- MEDLINE, medizinische Literaturnachweise seit 1950
- Web of Science, interdisziplinäre Literaturnachweise seit 1900 sowie diverse Zitierungsindexe
- Zoological Record, Literatur zur Zoologie und Taxonomie seit 1864

Inhalte

Indikatoren

Web of Knowledge verzeichnet zwei für die internationale wissenschaftliche Gemeinschaft mehr oder weniger wichtige Indikatoren. Zum einen sind das die Impaktfaktoren in den Journal Citation Reports (JCR), zum anderen die Essential Science Indicators.

Impact Factor

Der Impaktfaktor (Impact Factor bzw. Einflussfaktor) einer Fachzeitschrift (JIF) gibt an, wie oft die Aufsätze seiner Zeitschrift durch andere Publikationen zitiert werden und wird jährlich ermittelt. Er betrachtet jeweils die Zitierungen der vorherigen zwei Jahre und hängt von der Anzahl der in der betrachteten Zeitschrift veröffentlichten Artikel ab. Je höher der Impaktfaktor ist, umso angesehener ist die Zeitschrift in der wissenschaftlichen Gemeinschaft. Viele Universitäten in Deutschland berücksichtigen mittlerweile bei der Mittelverteilung die Impaktfaktoren der Zeitschriften, in welchen die Wissenschaftler der einzelnen Institute, Fakultäten oder Fachbereiche veröffentlicht haben. Diese Mittelvergabe ist umstritten, da der JIF zwar den Einfluss einer Zeitschrift bewerten kann, aber nicht die Qualität des einzelnen Aufsatzes in ihr. Schließlich betrachtet er nur die Summe aller Zitierungen aller Aufsätze. Dennoch ist er auch ein Kriterium für den wissenschaftlichen Einfluss des einzelnen Wissenschaftlers. Daher versuchen die Wissenschaftler, in Zeitschriften zu veröffentlichen, die einen hohen Impaktfaktor haben.

Journal Citation Reports

In den Journal Citation Reports im Web of Knowledge finden Sie die Impaktfaktoren der letzten zehn Jahre für die wichtigsten naturwissenschaftlichen, technischen und medizinischen Zeitschriften (Science Citation Index in der JCR Science Edition) und der Sozialwissenschaften (Social Sciences Citation Index in der JCR Social Sciences Edition). Während sich die Impaktfaktoren von Zeitschriften eines Fachgebietes untereinander sehr gut vergleichen lassen, sind die Unterschiede zwischen unterschiedlichen Fachgebieten teilweise so gravierend, dass ein Vergleich kritisch zu sehen ist. Im Social Science Citation Index haben psychologische Zeitschriften die höchsten Impaktfaktoren, im Science Citation Index werden Aufsätze aus medizinischen Zeitschriften am häufigsten zitiert. Sie können sich in den JCR entweder die Impaktfaktoren aller Zeitschriften des Science Citation Indexes oder des Social Science Citation Indexes anzeigen lassen. Oder Sie filtern die Zeitschriften nach Gruppen oder Sie suchen gezielt den Impaktfaktor einer einzelnen Zeitschrift.

Essential Science Indicators

Die Essential Science Indicators basieren auf den Publikationszahlen der einzelnen Zeitschriftenaufsätze und deren Zitierungen und sind damit ebenfalls ein Instrument für die Bewertung der Wissenschaftler. Auch können die Institutionen, die Herkunftsländer der Wissenschaftler und die Zeitschriften selbst bewertet werden. Durch sie können Forschungsschwerpunkte ermittelt werden und die Auswirkungen innerhalb bestimmter Themengebiete betrachtet werden.

Oft werden die Bezeichnungen Web of Science und Web of Knowledge synonym verwendet und dabei die Tatsache ignoriert, dass Web of Science nur eine Datenbank, wenn auch die größte und wichtigste, innerhalb der Rechercheplattform Web of Knowledge ist. Der Vorteil von Web of Science gegenüber reinen Fachdatenbanken ist seine Interdisziplinarität. Es werden Zeitschriften und andere Literaturarten sowohl der Geistes- und Sozialwissenschaften als auch der Medizin, der Naturwissenschaften und der Technik indexiert und nachgewiesen. Sämtliche Inhalte sind miteinander verlinkt. Aktuell werden mehr als 12000 wissenschaftliche Zeitschriften weltweit ausgewertet. Zu Web of Science gehören folgende Indexe:

- Science Citation Index Expanded (1945 bis heute)
- Social Sciences Citation Index (1956 bis heute)
- Arts & Humanities Citation Index (1975 bis heute)
- Conference Proceedings Citation Index: Science (1990 bis heute)
- Conference Proceedings Citation Index: Social Science & Humanities (1990 bis heute)

Sie haben Zugriff auf einzelne oder alle Datenbanken von Web of Knowledge nur, wenn Ihre Hochschulbibliothek eine Lizenzvereinbarung mit Thomson Reuters getroffen hat. Dann ist der Zugriff auch außerhalb des Hochschulnetzes über einen VPN-Zugang möglich.

Die Suchsprache ist auch hier Englisch. Ihnen steht neben einer Expertensuche (hier „Advanced Search") eine „erweiterte Suche" (hier „Search") mit mehreren Suchfeldern zur Verfügung, die Sie durch die Booleschen Operatoren verknüpfen können. Sie können nach dem Themengebiet, den üblichen bibliographischen Angaben, der Sprache des Dokumentes und diversen Identifikationsnummern suchen. Auch können Sie direkt nach dem Autor („Author Search") oder nach den Zitierungen eines Autors suchen („Cited Reference Search"). Hier haben Sie die Möglichkeit, auf einen Blick zu sehen, wie oft Ihre (zukünftigen) veröffentlichten Zeitschriftenaufsätze durch andere Autoren zitiert werden.

Nach einer Recherche wird Ihnen im rechten Bildschirmbereich die Ergebnisliste angezeigt. Dort können Sie Ihre Treffer analysieren lassen, um inhaltliche Trends und Muster zu erkennen. Auch können Sie einen „Citation Report" erstellen lassen und sich in einer graphischen Darstellung die Zitierungen Ihrer Treffer in den letzten Jahren betrachten. Im linken Bereich werden Ihnen verschiedene Filter angeboten („Refine Results"), mit denen Sie Ihre Treffer anhand passender

Kategorien weiter eingrenzen können. Zu den einzelnen Treffern können Sie sich die Zitate („Cited References") und die Zitierungen („Times Cited") anzeigen lassen. Unter „View Related Records" werden Sie zu inhaltlich verwandten Nachweisen geführt. Schließlich können Sie direkt die einzelnen Volltexte öffnen, insofern diese für Ihre Hochschulbibliothek zugänglich sind. Ebenso ist der Export der Trefferliste in verschiedene Literaturverwaltungsprogramme möglich (siehe Kapitel Informationen weiterverarbeiten).

8.2 Chemische Datenbanken

Faktendatenbank

MEDLINE und Web of Science sind bibliographische Datenbanken, die Literatur verzeichnen. Sind Sie aber auf der Suche nach Informationen zu einem pharmakologischen, toxikologischen, biochemischen oder biotechnologischen Thema, können chemische Faktendatenbanken Ihre Literaturrecherche bereichern. Zwei Datenbanken erheben den Anspruch, mehr oder weniger vollständig chemische Literatur zu erschließen und die Suche nach chemischen und physikalischen Eigenschaften mit einzubeziehen. Zum einen ist das der SciFinder des Chemical Abstract Service, zum anderen Reaxys von Elsevier.

SciFinder

Der Chemical Abstracts Service (CAS) wurde 1907 als Unterabteilung der American Chemical Society gegründet. Sein Publikationsorgan sind die Chemical Abstracts, ein Zeitschriftenindex, in dem die weltweit erscheinende Literatur zur Chemie und deren Randgebieten verzeichnet und erschlossen wird. Es werden nicht nur bibliographische Angaben und das Abstract wie in den anderen Literaturdatenbanken erfasst, sondern auch die beschriebenen chemischen Reaktionen, Verbindungen und Sequenzen. Die gedruckte Ausgabe wurde 2010 eingestellt. Jetzt ist der Zugang auf seine Inhalte nur noch online über den SciFinder möglich. Es gibt zwei Ausgaben des SciFinders, zum einen die Vollversion für Unternehmen und Behörden, zum anderen die kostengünstigere Version SciFinder Scholar für Universitäten und andere Bildungseinrichtungen mit allerdings eingeschränkten Suchmöglichkeiten. Die Registrierung und der Zugriff sind nur innerhalb Ihres Hochschulnetzes möglich, wenn eine Lizenz besteht, dann jedoch auch über einen VPN-Zugang.

CAplus

Der SciFinder besteht aus mehreren Datenbanken, die miteinander vernetzt sind. Aktuell über 35 Millionen bibliographische Angaben werden in CAplus nachgewiesen, die aus über 10 000 Zeitschriften, Büchern, Hochschulschriften, Patenten von 63 Patentämtern und weiteren Quellen in ca. 60 Sprachen entnommen wurden. Außerdem hat der

SciFinder MEDLINE integriert. Chemische Reaktionen (aktuell über 47,7 Millionen ab 1840) werden in CASreact eingepflegt, in Registry die chemischen Verbindungen (aktuell über 70 Millionen organische und anorganische Verbindungen), über 64 Millionen DNA- und Proteinsequenzen und auch mehrere Millionen Spektren. Chemcats wertet Kataloge aus, um die käufliche Verfügbarkeit der einzelnen Substanzen anzeigen zu können. In Chemlist sind regulatorische Informationen der Chemikalien erfasst.

Der SciFinder bietet drei Sucheinstiege: „Explore References", „Explore Substances" und „Explore Reactions". In „Explore References" recherchieren Sie direkt nach den Literaturnachweisen. Dazu können Sie entweder das Thema anhand von Stichwörtern eingeben oder Sie geben den Namen des Autors, seine Institution, Angaben zur Zeitschrift oder zum Patent an oder Sie suchen nach Identifikationsnummern. Bei „Explore Substances" und „Explore Reactions" können Sie zusätzlich über die Struktur suchen. Mit einem Struktureditor zeichnen Sie die Verbindung in der Substanz-Suche oder die Verbindungen bei einer Reaktionssuche und lassen sich dann die im SciFinder dazu nachgewiesenen Informationen anzeigen. In der Suchanfrage selbst können Sie noch keine Verknüpfungen vornehmen. Auch sollten Sie das Thema, zu dem Sie Literatur benötigen, im ersten Sucheinstieg grob umreißen. Nach der ersten Suchanfrage werden Ihnen Filter und weitere Optionen angeboten, um Ihre Ergebnisse so weit einzugrenzen, dass Ihnen genau die relevante Literatur angezeigt wird. Auch haben Sie dann die Möglichkeit, mehrere Suchen zu kombinieren und die Ergebnisse in einem Syntheseplan zusammenzufassen.

Obwohl der SciFinder auch Reaktionen und Verbindungen nachweist, ist er vom Charakter her eher eine Literaturdatenbank. Der Anspruch des Beilsteins Handbuch der Organischen Chemie und des Gmelins Handbuch der Anorganischen Chemie war dagegen ein anderer. Beide Nachweisinstrumente wollten nach Möglichkeit vollständig sämtliche bekannten Fakten zu organischen bzw. anorganischen Verbindungen nachweisen. Zwar wurden auch die Quellen erfasst und indexiert, aber primär ging es um die Erfassung der chemischen und physikalischen Eigenschaften, auch um pharmakologische, toxikologische und ökologische Daten sowie um viele weitere Parameter. Bis zur Einstellung der gedruckten Ausgabe 1998 waren vom Beilstein insgesamt 503 Bände erschienen. Der Gmelin kam 1997 auf 760 Bände. Beide Handbücher weisen Daten seit 1771 nach und wurden eine Zeitlang noch durch elektronische Datenbanken online zur Verfügung gestellt. Seit 2009 ist deren Datenbestand zusammen mit der Patent Che-

Reaxys

mistry Database über die neue, lizenzpflichtige Datenbank Reaxys des Elsevier-Verlages online zugänglich.

Reaxys ist demnach im Gegensatz zum SciFinder originär eine Faktendatenbank und weist Informationen über organische, anorganische und metallorganische Verbindungen und deren Strukturen, physikalische Daten und chemische Eigenschaften sowie die zugehörige Literatur ab 1771 nach. Desgleichen werden Patente verschiedener Patentämter aus den Biowissenschaften und der organischen Chemie erfasst. Zu jeder Substanz können mehr als 400 verschiedene Parameter verzeichnet sein, nach denen Sie gezielt recherchieren können. Suchen Sie nach Literatur zum Schmelzpunkt 100 °C, so werden Ihnen alle nachgewiesenen Zeitschriftenaufsätze und andere Dokumente angezeigt, in denen Moleküle mit einem Schmelzpunkt von 100 °C beschrieben werden. Für Ihre Literaturrecherche stehen Ihnen viele vorgefertigte Suchfelder zur Verfügung („Form-based"), aber auch eine Expertensuche („Advanced"). Wie beim SciFinder werden Ihnen drei Sucheinstiege angeboten: die Suche nach Reaktionen, nach Verbindungen

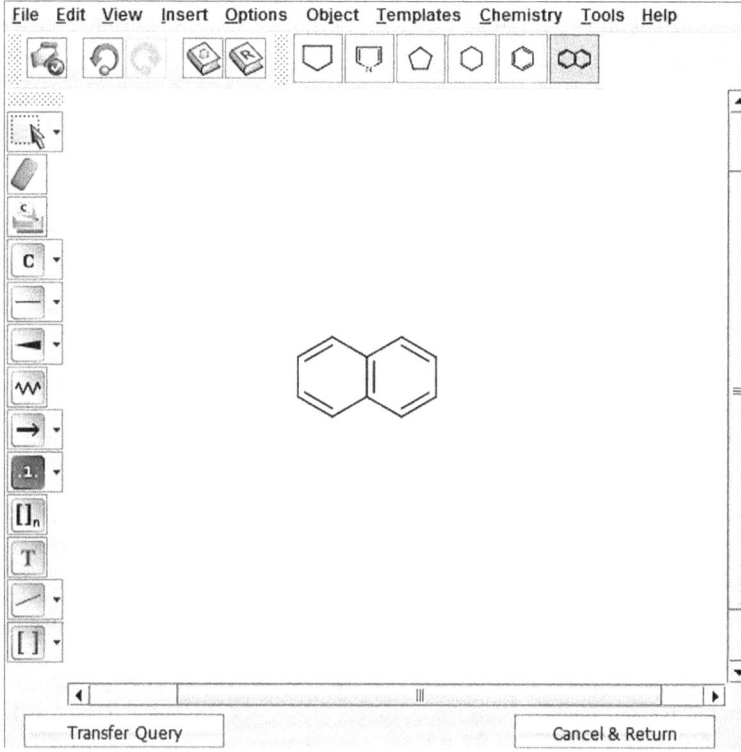

Abb. 42: Struktureditor in Reaxys

und Eigenschaften sowie nach den Literaturnachweisen. Bei den beiden ersten ist die Suche ebenfalls über die Struktur durch einen Struktureditor möglich. Reaxys bietet Ihnen dazu verschiedene Editoren zur Auswahl an (Abb. 42). Aktuell werden ca. 400 Zeitschriften ausgewertet. Insgesamt beinhaltet Reaxys derzeit ca. 32,6 Millionen Reaktionen, 20,7 Millionen Substanzen und 4,6 Millionen Literaturzitate.

8.3 Technische Datenbanken

Sind Sie auf der Suche nach Literatur zum Themengebiet Medizintechnik, dann können Sie auch in technischen Datenbanken entsprechende Informationen finden. Geeignete Datenbanken sind in erster Linie MEDITEC und Inspec.

MEDITEC Medizinische Technik (MEDI) ist Teil der TEMA-Datenbank Technik und Management, die nach Insolvenz des vorherigen Produzenten FIZ Technik jetzt von dem Nachfolger WTI-Frankfurt eG herausgegeben wird. Der Zugang ist lizenzpflichtig. MEDI verzeichnet die deutsche und internationale wissenschaftliche und angewandte Fachliteratur zur Medizintechnik und wertet Fachzeitschriften, Konferenz- und Forschungsberichte, Dissertationen und andere Literatur aus. Für die inhaltliche Erschließung der Dokumente verwendet MEDI den Thesaurus der TEMA-Datenbank. Aktuell sind ca. 310 000 Dokumente ab 1968 nachgewiesen.

Sie können wissenschaftliche Literatur folgender Themengebiete in MEDI recherchieren:

- Medizinische Bildgebung und Bildverarbeitung
- Radiologische Technik
- Medizinische Geräte für diagnostische und therapeutische Anwendungen
- Computerunterstützte Chirurgie
- Optometrie und ophthalmologische Technik
- Dentaltechnik
- Mess- und Stimulationstechnik in der Medizin
- Medizinische Informationssysteme
- Biomaterialien und Biokompatibilität, Implantate
- Biosensorik
- Prothesen und technische Rehabilitationshilfen
- Arbeitsmedizin
- Krankenhaustechnik, Krankenhausverwaltung
- Biophysik und Biomechanik

Ihnen stehen für Ihre Recherche eine „einfache Suche", eine „erweiterte Suche" und eine sogenannte Strategiesuche zur Verfügung. Bei Eingabe der Suchbegriffe werden Ihnen Vorschläge aus dem verknüpften Index angeboten. Für die Auswahl geeigneter Suchbegriffe aus dem Thesaurus können Sie auch die Thesaurussuche verwenden. Sie können sowohl in deutscher als auch in englischer Sprache suchen. In der Trefferliste erhalten Sie die bibliographischen Angaben. In den einzelnen Treffern sehen Sie dann auch das Abstract und die verwendeten Schlagwörter. Durch Verwendung der Booleschen Operatoren können Sie mehrere Suchen verknüpfen und sich dann die gemeinsame Treffermenge anzeigen lassen.

Inspec

Die Datenbank Inspec (Information Services in Physics, Electronics and Computing) wird von der Institution of Engineering and Technology herausgegeben. Sie weist die internationale Fachliteratur der Fächer Physik, Elektrotechnik, Elektronik, Computer- und Informationstechnik, Regelungstechnik sowie verwandter Gebiete wie Maschinenbau, Fertigungstechnik, Werkstoffwissenschaften, Kerntechnik, Geophysik, Ozeanographie, Nanotechnologie, Biophysik und biomedizinische Technik seit 1967 nach. Ausgewertet werden ca. 5000 Fachzeitschriften, 2500 Kongressberichte, dazu Bücher und technische Reports. Inspec ist über verschiedene Plattformen zugänglich, so über Inspec Direct, aber auch über das Web of Knowledge oder OvidSP. Je nach Oberfläche stehen Ihnen unterschiedliche Rechercheoptionen zur Verfügung.

SPIE Newsroom

SPIE wurde 1955 als gemeinnützige Society of Photographic Instrumentation Engineers gegründet. Sie organisiert heute technische Konferenzen, Ausstellungen und Messen und bildet Wissenschaftler und Ingenieure auf den Gebieten der Optik, Photonik und der Bildgebung weiter. SPIE gibt einige Fachzeitschriften, Konferenzberichte, Monographien und sonstige Publikationen heraus. Auch betreibt sie mit dem SPIE Newsroom ein Portal zu Neuigkeiten des produzierenden Gewerbes und zu technischen Veröffentlichungen von Anwendungen in Astronomie, elektronischer Bildgebung und Signalverarbeitung, Sicherheit und Abwehr, Nanotechnologie, Optoelektronik und optische Nachrichtentechnik, Solartechnik und alternative Energien, Laser, Mikro- und Nanolithographie, Fernerkundung, Sensorik und weiteren Gebieten der Optik und Photonik. Für die Medizintechnik vor allem interessant sind die Veröffentlichungen aus dem Bereich biomedizinische Optik und medizinische Bildgebung. Die meisten Informationen stehen kostenfrei über das Portal zur Verfügung.

8.4 Psychologische Datenbanken

Durch die Medizinische Psychologie, die Psychiatrie und zum Teil auch die Neurologie gibt es große inhaltliche Überlappungen zwischen der Medizin und der Psychologie. Viele Zeitschriften und andere wissenschaftliche Publikationen sind für Mediziner und Psychologen interessant. Deshalb werden viele Zeitschriften beider Fachrichtungen sowohl durch medizinische als auch psychologische Datenbanken ausgewertet. Dennoch gibt es viele Veröffentlichungen, die Sie nur in einer der Datenbanken finden können. Um eine möglichst vollständige Abdeckung zu bekommen, empfiehlt es sich, in die Recherche zu einem psychischen oder neurologischen Thema auch psychologische Datenbanken mit einzubeziehen.

PsycINFO ist eine Literaturdatenbank der American Psychological Association (APA). Sie wertet weltweit Fachzeitschriften, Bücher und Buchkapitel, Buchbesprechungen, Forschungsberichte, Fallstudien, Dissertationen und andere Publikationen aus dem Fachgebiet Psychologie und verwandter Disziplinen wie Medizin, Pflege, Neurowissenschaften, Forensik, Recht, Sozialwissenschaften, Wirtschaft und Ingenieurwissenschaften aus. Die Datenbank enthält mehr als 3,3 Millionen Nachweise aus über 46 Ländern bis ins 17. Jahrhundert zurück und weist aktuell Aufsätze aus 2524 Zeitschriften in über 27 Sprachen nach.

PsycINFO

Die APA gibt auch ein eigenes kontrolliertes Vokabular heraus, den Thesaurus of Psychological Index Terms. Er ist sowohl hierarchisch als auch alphabetisch strukturiert. Nahezu jeder Literaturnachweis in PsycINFO wird durch ihn sachlich erschlossen. So können Sie anhand von aktuell 8200 Schlagwörter in PsycINFO systematisch recherchieren. Der lizenzpflichtige Zugang an Ihrer Hochschule ist über verschiedene Plattformen wie OvidSP oder EBSCOhost möglich. Die angebotenen Funktionalitäten unterscheiden sich dabei etwas zwischen den einzelnen Oberflächen. Suchsprache ist Englisch. Aus der Suche heraus werden Sie zu den verfügbaren Volltexten verlinkt. Auch können Sie sich andere Veröffentlichungen der Autoren Ihrer Trefferliste anzeigen lassen sowie die Zitierungen der Aufsätze (insgesamt 56 Millionen). Über DIMDI ist die Recherche in PsycINFO kostenfrei, die Volltexte sind dagegen dort kostenpflichtig.

Thesaurus

PSYNDEX ist eine vom Leibniz-Zentrum für Psychologische Information und Dokumentation in Trier (ZPID) betriebene Datenbank zu Literatur, Tests und audiovisuellen Medien der Psychologie und verwandter Gebiete aus dem deutschsprachigen Raum. Alle Nachweise werden mit dem Thesaurus of Psychological Index Terms der APA erschlossen. Eine deutsche Übersetzung des Thesaurus wurde in die Da-

PSYNDEX

tenbank integriert, so dass sowohl in englischer als auch in deutscher Sprache recherchiert werden kann. PSYNDEX besteht aus zwei Teildatenbanken: PSYNDEX Literatur und AV-Medien sowie PSYNDEX Tests.

Literatur und AV-Medien

PSYNDEX Literatur und AV-Medien weist Literatur und audiovisuelle Medien der Psychologie, Medizin, Sozial- und Erziehungswissenschaften, Sportwissenschaften, Linguistik, Betriebswirtschaft und Kriminologie ab Erscheinungsjahr 1977 nach. Ausgewertet werden deutsch- und englischsprachige Zeitschriftenaufsätze, Bücher, Sammelwerksbeiträge, Reports und Dissertationen von Autoren aus Deutschland, Österreich und der Schweiz sowie audiovisuelle Medien für die Aus- und Weiterbildung. Auch werden Beschreibungen psychologischer Interventionsprogramme erfasst. Aktuell sind über 200 000 Literaturnachweise verzeichnet, davon über 2000 Beschreibungen audiovisueller Medien.

Tests

PSYNDEX Tests enthält Testbeschreibungen zu den Fachgebieten Psychologie und Pädagogik. Nachgewiesen sind über 6000 veröffentlichte und nicht-veröffentlichte Tests ab Erscheinungsjahr 1945, die in den deutschsprachigen Ländern entwickelt oder für den deutschsprachigen Raum angepasst wurden.

Die Inhalte von PSYNDEX sind kostenpflichtig. Der Zugriff auf PSYNDEX für Einzelnutzer ist über das ZPID selbst oder über DIMDI möglich. An Ihrer Hochschule haben Sie entweder Zugriff über OvidSP, EBSCOhost oder über eine andere Plattform, je nachdem, welche Ihre Hochschulbibliothek lizenziert hat.

PsychSpider

Das ZPID betreibt auch die Suchmaschine PsychSpider. Diese durchsucht in einer Recherche parallel Fachbibliotheken, Fachzeitschriften, private Webseiten und Webseiten von Institutionen, Fachgesellschaften und Fachgruppen der Psychologie und verwandter Fachgebiete. In die Recherche werden auch PSYNDEX, die psychologischen Nachweise in MEDLINE und der pädagogischen Datenbank ERIC sowie der Datenbestand des Sondersammelgebietes Psychologie der Saarländischen Universitäts- und Landesbibliothek einbezogen. Derzeit werden mehr als 1250 Webangebote während einer Recherche durchsucht. PsychSpider konzentriert sich auf psychologische Dokumente, so dass Sammlungen aufgebaut werden können, denen die indizierten Webseiten nach vorgegebenen Kriterien zugeordnet werden.

Sie können gezielt in den Sammlungen über die Suchoberfläche recherchieren. Es stehen Ihnen drei Suchfelder für eine parallele Recherche nach dem Titel, dem Autor und nach Schlagwörtern zur Verfügung. In das vierte Suchfeld können Sie eine konkrete URL eingeben, um Ihre Suche auf ein einziges Webangebot zu beschränken (Abb. 43). Die Ergebnisse werden schließlich nach einer PsychSpider-eigenen Relevanz sortiert.

PsychSpider ZPID
Psychologie Suchmaschine

Abb. 43: Erweiterte Suchoberfläche in PsychSpider

8.5 Biologische Datenbanken

BIOSIS Previews ist weltweit die größte bibliographische Datenbank der Biowissenschaften. Sie weist Literatur der Biowissenschaften und der Biomedizin von 1926 bis heute nach. Ausgewertet werden Aufsätze aus Fachzeitschriften, Konferenzberichte, Bücher und Patente. Das schließt Literatur der vorklinischen und experimentellen Forschung, Methoden und Geräte, Tierversuche, Umwelt- und Verbraucherthemen ein. BIOSIS Previews vereint die Inhalte zweier Datenbanken: Biological Abstracts indexiert die Aufsätze von mehr als 5000 Zeitschriften; Biological Abstracts/RRM (Reports, Reviews, Meetings) erschließt die restliche Literatur. BIOSIS Previews wird wöchentlich aktualisiert und vergrößert sich jährlich um 500 000 Nachweise. Aktuell sind um die 18 Millionen Nachweise enthalten.

BIOSIS Previews

Die Datenbank BIOSIS Previews wurde vor einiger Zeit in das Web of Knowledge integriert. Die Recherche im Web of Knowledge ist lizenzpflichtig. Durch eine DFG-geförderte Nationallizenz ist außerdem der deutschlandweite Zugriff über OvidSP möglich. Allerdings ist dieser Zugang auf Inhalte des Veröffentlichungszeitraumes 1926 bis 2004 beschränkt. Sie haben Zugriff über Ihre Hochschule oder als Einzelper-

BELIT

son nach separater Registrierung. Die Suchsprache in BIOSIS Previews ist Englisch. Sie können nach den üblichen bibliographischen Angaben recherchieren.

BELIT ist eine Literaturdatenbank, die vom Deutschen Referenzzentrum für Ethik in den Biowissenschaften Bonn (DRZE) entwickelt wurde und in Zusammenarbeit mit der Informations- und Dokumentationsstelle Ethik in der Medizin Göttingen (IDEM), dem Internationalen Zentrum für Ethik in den Wissenschaften Tübingen (IZEW), der Bioethics Research Library des Kennedy Institute of Ethics (KIE) der Georgetown University Washington, DC und dem Centre de documentation en éthique Paris (CDE) betrieben wird.

BELIT bietet kostenfrei aktuell Zugriff auf ca. 530 000 Literaturnachweise von Monographien, Zeitschriftenaufsätzen, Zeitungsartikeln, Rechtstexten und Aufsätzen aus Sammelwerken zur Ethik in den Biowissenschaften. Diese entstammen den integrierten Datenbanken der Kooperationspartner. Bei einer Recherche in BELIT recherchieren Sie daher parallel in folgenden Datenbanken:

- Katalog der Spezialbibliothek und Dokumentation (DRZE)
- Datenbank ETHMED mit Nachweisen der Spezialbibliothek und Dokumentation (IDEM)
- Datenbank LEWI mit den Katalogen der IZEW-Bibliothek und der Bibliothek des Lehrstuhls für Ethik in den Biowissenschaften an der Universität Tübingen (IZEW)
- Datenbanken der Bioethics Research Library at Georgetown University (KIE)
- Datenbank der Spezialbibliothek und Dokumentation (CDE)

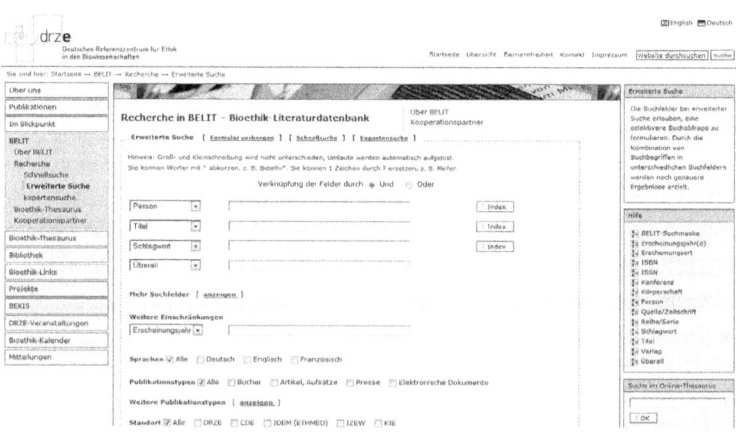

Abb. 44: Suchoberfläche in BELIT

Ihnen stehen eine „einfache Suche" („Schnellsuche"), eine „erweiterte Suche" (Abb. 44) und eine Expertensuche zur Verfügung. In der „erweiterten Suche" können Sie in mehreren Suchfeldern mit den bibliographischen Angaben nach relevanter Literatur recherchieren.

9 Fachzeitschriften

Im vorangegangenen Kapitel wurden ausführlich Datenbanken vorgestellt. Die meisten Datenbanken enthalten jedoch keine eigenen Literaturinhalte. Sie weisen in der Regel nur Literatur nach, besitzen diese aber nicht selbst. Ziel Ihrer Literaturrecherche ist jedoch die Lektüre der nachgewiesenen Dokumente bzw. der Volltexte im elektronischen Kontext. Die meisten Informationen in der Medizin werden in Fachzeitschriften veröffentlicht, so dass die Mehrheit Ihrer Rechercheergebnisse bibliographische Angaben passender Zeitschriftenartikel sein werden. Führen Sie Ihre Recherche innerhalb Ihres Hochschulnetzes durch, werden Sie bei den meisten Datenbanken direkt zu den Volltexten verlinkt. Doch nicht alle sind für Sie zugänglich. Manche benötigen zur Authentifizierung auch einen Benutzernamen und ein Passwort. Diese sind in den Datenbanken selbst nicht verzeichnet. Deshalb ist es wichtig, dass Ihre Hochschule Ihnen außerhalb der Datenbanken Verzeichnisse anbietet, in denen die für Sie zugänglichen Zeitschriften verzeichnet sind und denen Sie alle benötigten Informationen entnehmen können. Dazu gehört der bereits beschriebene Bibliothekskatalog, aber auch weitere Instrumente sind eine große Hilfe für Ihre Literaturrecherche.

Volltexte

9.1 Zeitschriftenverzeichnisse

Die Elektronische Zeitschriftenbibliothek (EZB) wurde 1997 von der Universitätsbibliothek Regensburg in Kooperation mit der Bibliothek der Technischen Universität München gegründet. Der Aufbau und die Weiterentwicklung der EZB wurde und wird durch die DFG, das Bundesministerium für Bildung und Forschung sowie das Bayerische Staatsministerium für Wissenschaft, Forschung und Kunst gefördert. Sie ermöglicht den teilnehmenden Bibliotheken eine effektive Verwaltung ihrer wissenschaftlichen elektronischen Zeitschriften mit dem Ziel der übersichtlichen Präsentation für die Nutzer, also für Sie. Aktuell nutzen 588 Einrichtungen kooperativ die EZB, darunter vor allem Hochschulbibliotheken, Staats- und Landesbibliotheken sowie die

EZB

Bibliotheken der Wissensgemeinschaften in Deutschland, Österreich und der Schweiz, aber auch in einigen anderen, überwiegend europäischen Ländern. Nur durch die kooperative Zusammenarbeit der Teilnehmer sind die hohe Qualität und Aktualität der EZB und der stetige Ausbau der Zeitschriftensammlung und deren Verzeichnung möglich. Keine Bibliothek allein könnte die Pflege der verzeichneten Zeitschriften gewährleisten. Ende 2010 waren in der EZB über 52 000 Zeitschriftentitel erfasst, davon über 27 000 frei verfügbare Journale (Open Access).

Greifen Sie über Ihre Hochschulbibliothek auf die EZB zu, wird Ihnen die Sicht Ihrer Hochschule angezeigt. Dann erkennen Sie anhand einer Ampelschaltung, welche Zeitschriften ohne Lizenz zugänglich sind (grüner Punkt) und welche für Sie nicht über Ihre Hochschulbibliothek zur Verfügung gestellt werden (ein roter Punkt). Ist auch keine gedruckte Ausgabe der Zeitschrift vor Ort vorhanden, können Sie nur einzelne Aufsätze über die Fernleihe oder über kostenpflichtige Dokumentlieferdienste bestellen. Haben Sie es eilig, dann können Sie bei vielen Zeitschriften den einzelnen Aufsatz auch direkt über die Zeitschrift erwerben. Dafür stellen die meisten Zeitschriften auch ohne Lizenzierung Inhaltsverzeichnisse und oft auch die Abstracts online zur Verfügung. Folgen Sie dafür einfach der in der EZB angegebenen URL und lassen Sie sich nicht von der „Rotschaltung" irritieren. An Ihrer Hochschule lizenzierte Zeitschriften erkennen Sie schließlich an einem gelben Punkt. Wurde nicht die komplette Zeitschrift lizenziert, sondern nur ein bestimmter Zeitraum, wird Ihnen das durch einen gelben und einen roten Punkt angezeigt (Abb. 45).

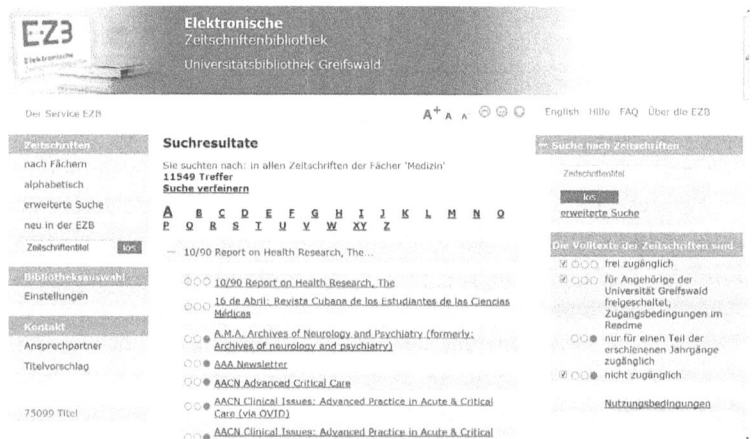

Abb. 45: Medizinische Zeitschriften der UB Greifswald in der EZB

Zu jeder Zeitschrift werden Ihnen die bibliographischen Angaben mitgeteilt. Sie sehen den Verlag, Titel- und Verlagsänderungen, Erscheinungsverläufe, die ISSN. Die Internationale Standardnummer für fortlaufende Sammelwerke (engl.: International Standard Serial Number) ist eine eindeutige Identifikationsnummer für Zeitschriften und Schriftenreihen, ähnlich der ISBN für ein Buch. Teilweise hat eine Zeitschrift mehrere ISSN, oft unterscheiden sich auch die ISSN der gedruckten und der elektronischen Ausgabe. Bei einer Fernleihbestellung ist es von Vorteil, immer die ISSN mit anzugeben, auch finden Sie im Katalog die Zeitschrift damit schneller.

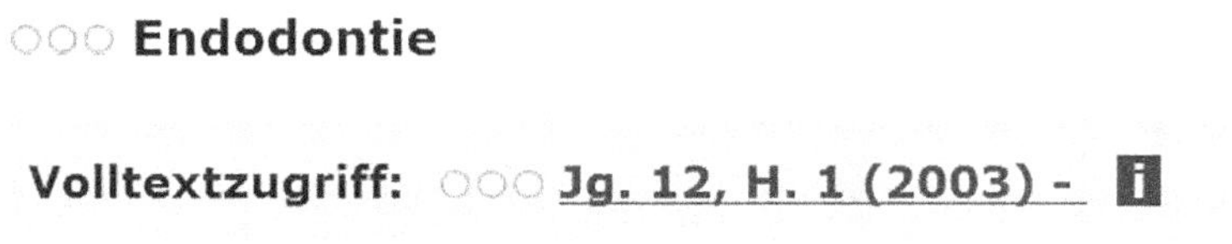

ISSN

○○○ **Endodontie**

Volltextzugriff: ○○○ **Jg. 12, H. 1 (2003) -** 🛈

Abb. 46: Auszug aus der EZB für die Zeitschrift Endodontie

Die meisten Zeitschriften an Ihrer Hochschule sind innerhalb des IP-Netzes der Hochschule zugänglich. Dazu überprüft der Verlag der Zeitschrift die IP-Adresse Ihres Rechners und wenn diese innerhalb des freigeschalteten IP-Kreises liegt, wird Ihnen der Zugriff gestattet. Bei einzelnen Titeln oder Verlagen wird die IP-Adresse nicht als Authentifizierungsmerkmal genutzt, sondern Sie müssen sich mit einer Kennung anmelden. Diese Informationen finden Sie ebenfalls in der EZB (Abb. 46) und zwar neben dem Lizenzzeitraum hinter dem Kästchen mit dem „i". Einige Bibliotheken verwenden noch die alte Sicht auf die EZB, da sind die Informationen ein wenig anders dargestellt („Readme").

Authentifizierung

In der Zeitschriftendatenbank (ZDB) werden Zeitschriften, Schriftenreihen und Zeitungen verzeichnet, die entweder elektronisch oder gedruckt vorhanden sind. Sie ist die zentrale Datenbank für fortlaufende Sammelwerke in Deutschland und erfasst zu jedem Titel die bibliographischen Angaben und die Besitznachweise nahezu aller deutschen wissenschaftlichen Bibliotheken und vieler öffentlicher Bibliotheken sowie einiger Bibliotheken in Österreich und anderen Ländern. Da in ihr die in Deutschland vorhandenen Zeitschriften am vollständigsten erfasst sind, ist sie das wichtigste Instrument der Fernleihe. Die ZDB ist im Internet frei zugänglich, wird aber hauptsächlich von Bibliothekaren für die Verwaltung der Bibliotheksbestände und für die

ZDB

DOAJ

Fernleihe genutzt. Für Sie als Nutzer ist sie dann interessant, wenn Sie an einer bestimmten Zeitschrift oder einem konkreten Jahrgang der Zeitschrift interessiert sind und sehen wollen, an welchen Bibliotheken diese in Deutschland vorhanden sind und ob eine Fernleihe möglich ist. Da ist die ZDB übersichtlicher als der KVK, da sie sich auf Zeitschriften und fortlaufende Reihen beschränkt und die anderen Medien einer Bibliothek außer Acht lässt.

Das Online-Verzeichnis der Open-Access-Zeitschriften DOAJ (Directory of Open Access Journals) der Universität Lund, Schweden verzeichnet Zeitschriften, die ohne Lizenzbeschränkung weltweit frei zugänglich sind (Abb. 47).

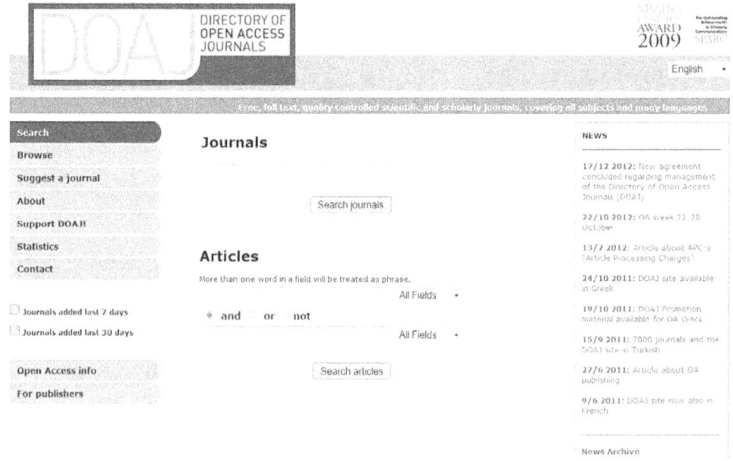

Abb. 47: Directory of Open Access Journals

Open Access

Es hat sich zum Ziel gesetzt, die Sichtbarkeit und Benutzerfreundlichkeit der Open-Access-Zeitschriften zu verbessern, um deren Nutzung und Einfluss zu erhöhen. In das Verzeichnis werden wissenschaftliche Zeitschriften aufgenommen, die einen hohen Qualitätsstandard erfüllen und die Definition der Budapester Open-Access-Initiative erfüllen. So müssen die Zeitschriften ein Peer-Review-Verfahren oder eine anderweitige Qualitätskontrolle durchlaufen. Sie müssen sich ohne Erhebung einer Gebühr für den Zugang zu den Inhalten finanzieren können. Auch muss dem Leser der Zeitschrift das Recht eingeräumt werden, die Volltexte ohne Beschränkung lesen, downloaden, kopieren, verteilen, drucken oder durchsuchen zu können. DOAJ verzeichnet momentan 8284 Open-Access-Zeitschriften (Stand Oktober 2012).

9.2 Zeitschrifteninhaltsverzeichnisse

Während Zeitschriftenverzeichnisse die Titel der Zeitschriften erfassen und erschließen, geben Zeitschrifteninhaltsverzeichnisse die Inhalte der einzelnen Hefte einer Zeitschrift wieder. Bevor die ersten Online-Datenbanken entstanden, mussten die Wissenschaftler mühsam die gedruckten Bände der Referenzorgane (z. B. des Index Medicus) durcharbeiten, um relevante Literatur zu finden. Einfacher war da die Lektüre der Inhaltsverzeichnisse der wichtigsten Zeitschriften eines Faches, sobald ein neues Heft erschien. Dadurch blieb der Wissenschaftler auf dem Laufenden über die neuen Veröffentlichungen zu seinem Themengebiet. Der englische Begriff für ein Zeitschrifteninhaltsverzeichnis ist Current Content (CC).

Current Contents Medizin (CC MED) ist ein Angebot der ZB MED. In CC MED werden die Inhaltsverzeichnisse von 650 laufenden deutschsprachigen oder in Deutschland verlegten Zeitschriften aus dem medizinischen und gesundheitsrelevanten Themenbereich gescannt und ausgewertet. Die einzelnen Aufsätze werden dann separat dargestellt und die bibliographischen Angaben durch einen Link auf das Inhaltsverzeichnis des Heftes ergänzt. Es werden nur Fachzeitschriften erfasst, die ein auswertbares Inhaltsverzeichnis haben und von Bedeutung für das Fachgebiet sind. Der Zeitraum reicht von 2000 bis heute.

CC MED

Current Contents GREEN (CC GREEN) ist ebenfalls ein Service der ZB MED. Analog zu CC MED wertet CC GREEN seit Januar 2011 rund 300 fachwissenschaftliche Zeitschriften aus den angewandten Lebenswissenschaften aus. Im Unterschied zu CC MED werden jedoch auch Zeitschriften aus anderen Ländern berücksichtigt. Darunter sind über 50 deutschsprachige oder in Deutschland verlegte sowie in Europa oder in anderen Regionen der Welt veröffentlichte Zeitschriften, die nicht in anderen frei zugänglichen Datenbanken erschlossen werden.

CC GREEN

CC MED und CC GREEN werden zusammen mit GMS (siehe Kapitel Open-Access-Portale) und der Literaturdatenbank bibnet.org (verzeichnet bibliographische Angaben zu Artikeln bestimmter Zeitschriften aus dem Gesundheitsbereich von 1969 bis heute) zu Current Contents (CC) zusammengefasst. CC stellt regelmäßig Inhaltsverzeichnisse ausgewählter Zeitschriften auf Artikelbasis zur Verfügung und ist seit Februar 2010 sowohl in MEDPILOT als auch in GREENPILOT integriert. Dort können Sie in den Inhalten der vier Angebote recherchieren.

CC

In MEDPILOT und GREENPILOT können Sie die Recherche auf die Current Contents beschränken. Dazu müssen Sie unter den Einstellungen die Datenbankauswahl aufheben und nur das Häkchen bei Current Contents lassen. Sie bestätigen mit „Einstellungen übernehmen". Anschließend können Sie Ihre Suchbegriffe in das Suchfeld eingeben.

Tipp

OLC SSG Technikgeschichte

Die Sächsische Landesbibliothek – Staats- und Universitätsbibliothek Dresden (SLUB) betreut seit 1998 das Sondersammelgebiet (SSG) Technikgeschichte. Dazu gehören verschiedene bibliographische Rechercheangebote, wie der Fachkatalog Technikgeschichte und der Online-Contentdienst des Sondersammelgebietes Technikgeschichte (OLC SSG Technikgeschichte). OLC SSG Technikgeschichte ist Bestandteil der Datenbank Online Contents von Swets. Diese erschließt Inhaltsverzeichnisse relevanter Zeitschriften einzelner Fächer. Für das SSG Technikgeschichte wertet die SLUB Dresden derzeit 78 Zeitschriften aus und ergänzt die Anzahl der ausgewählten Zeitschriftentitel regelmäßig. Aktuell sind ca. 80 000 Aufsätze und Rezensionen aus den Fachgebieten:

- Geschichte der Technik
- Geschichte der Technikwissenschaften
- Geschichte der Verkehrswissenschaften
- Geschichte der Naturwissenschaften
- Geschichte der Medizintechnik

nachgewiesen. In OLC SSG Technikgeschichte können Sie nach Literatur recherchieren und aus der Ergebnisliste heraus auch über die Fernleihe oder den Dokumentlieferdienst subito aus den Beständen des SSG Technikgeschichte der SLUB Dresden Aufsätze bestellen. Der Zugriff ist für alle Einrichtungen aus dem Wissenschafts- und Hochschulbereich in Deutschland, Europa und den USA frei.

OLC SSG Veterinärmedizin

Die Bibliothek der Tierärztlichen Hochschule Hannover betreut das Sondersammelgebiet Veterinärmedizin, Allgemeine Parasitologie. Dafür bietet sie ebenfalls über die Datenbank Online Contents den Online-Contentdienst SSG Veterinärmedizin an, für die sie aktuell 133 Zeitschriften retrospektiv bis zum Erscheinungsjahr 1993 auswertet und regelmäßig durch ausgewählte Zeitschriftentitel ergänzt. Derzeit sind ca. 244 440 Aufsätze und Rezensionen aus dem Fachgebiet Veterinärmedizin und Allgemeine Parasitologie nachgewiesen. Neben der Recherche ist auch die Bestellung von Zeitschriftenartikeln über die Fernleihe und subito möglich. Der Zugriff ist für alle akademischen Einrichtungen in Deutschland, Europa und den USA frei möglich.

CC Connect

In das Web of Knowledge ist ebenfalls ein Contentdienst integriert: Current Contents Connect. Dieser wird täglich aktualisiert und bietet Zugang zu Zeitschrifteninhaltsverzeichnissen, Abstracts und bibliographischen Informationen der aktuellsten Zeitschriften und Bücher des Web of Knowledge.

9.3 Open-Access-Portale

Der Open-Access-Gedanke hat gerade im Bereich der Medizin bereits große Erfolge erzielen können. Dahinter steckt der Wunsch, Fachinformationen für die wissenschaftliche Öffentlichkeit kostenfrei und unbeschränkt zur Verfügung zu stellen. Trotzdem soll aber ein hoher qualitativer Standard gewährleisten werden. Das ist nur möglich, wenn der Publikationsprozess, der in vielen Fällen auch das Peer-Reviewing mit einschließt, anders organisiert wird. Im deutschsprachigen Raum hat sich das Portal German Medical Science gegründet, das überwiegend von medizinischen Fachgesellschaften für die Veröffentlichung ihrer Open-Access-Publikationen genutzt wird. Die beiden biomedizinischen Portale PLOS und BioMed Central ermöglichen den lizenzfreien Zugriff auf ihre eigenen Zeitschriften. Dafür entrichtet der Autor bei der Veröffentlichung eine entsprechend hohe Gebühr.

German Medical Science (GMS) ist ein seit 2003 existierendes Portal für die Veröffentlichung elektronischer Zeitschriften aus verschiedenen medizinischen Fachgebieten in Deutsch oder Englisch (Abb. 48). Es wurde in Kooperation mit dem DIMDI und der ZB MED erstellt und wird durch die DFG gefördert. Alle im Portal veröffentlichten Beiträge sind weltweit direkt, dauerhaft und gebührenfrei online zugänglich.

GMS dient der Arbeitsgemeinschaft der Wissenschaftlichen Medizinischen Fachgesellschaften (AWMF) als interdisziplinäres Portal. Es enthält Fachzeitschriften, Veröffentlichungen medizinischer Konferenzen und Jahrestagungen (Abstracts, Volltexte, Berichte) sowie medizinische Forschungsberichte. Der Schwerpunkt liegt auf den elektronischen Fachzeitschriften.

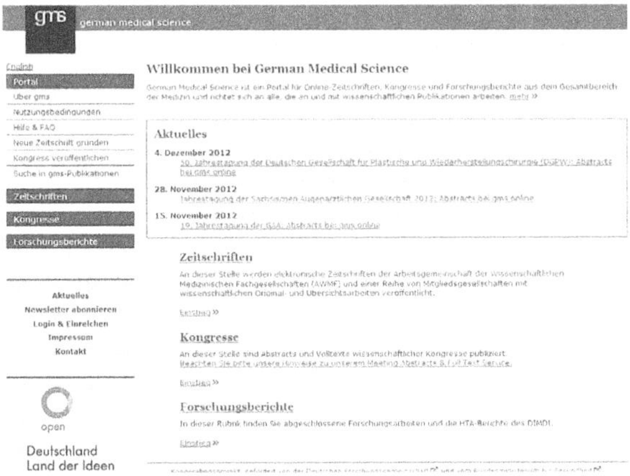

Abb. 48: Begrüßung auf dem Portal German Medical Science

Zeitschriften GMS German Medical Science – an Interdisciplinary Journal ist die Zeitschrift der AWMF. Sie publiziert interdisziplinäre Original- und Übersichtsarbeiten aus dem Gesamtspektrum der Medizin. Die Aufsätze durchlaufen vor der Veröffentlichung ein Peer-Review-Verfahren. Die Zeitschrift wird in MEDLINE ausgewertet, so dass die Aufsätze in PubMed recherchiert werden können. GMS Mitteilungen aus der AWMF ist das aktuelle Nachrichten- und Informationsorgan der AWMF für ihre Mitgliedsgesellschaften und für die interessierte Öffentlichkeit.

Einzelne der medizinischen Fachgesellschaften geben eigene Zeitschriften heraus:

- GMS Current Posters in Otorhinolaryngology – Head and Neck Surgery der Deutschen Gesellschaft für Hals-, Nasen-, Ohrenheilkunde, Kopf- und Halschirurgie e. V.
- GMS Current Topics in Otorhinolaryngology – Head and Neck Surgery der Deutschen Gesellschaft für Hals-, Nasen-, Ohrenheilkunde, Kopf- und Halschirurgie e. V.
- GMS Current Topics in Computer and Robot Assisted Surgery der Deutschen Gesellschaft für Computer- und Roboterassistierte Chirurgie
- GMS German Plastic, Reconstructive and Aesthetic Surgery – Burn and Hand Surgery der Deutschen Gesellschaft der Plastischen, Rekonstruktiven und Ästhetischen Chirurgen und der Deutschen Gesellschaft für Verbrennungsmedizin
- GMS Interdisciplinary Plastic and Reconstructive Surgery DGPW der Deutschen Gesellschaft für Plastische und Wiederherstellungschirurgie
- GMS Thoracic Surgical Science der Deutschen Gesellschaft für Thoraxchirurgie
- GMS Health Technology Assessment der Deutschen Agentur für Health Technology Assessment
- GMS Infectious Diseases der Paul-Ehrlich-Gesellschaft für Chemotherapie e. V.
- GMS Krankenhaushygiene Interdisziplinär der Deutschen Gesellschaft für Krankenhaushygiene
- GMS Medizinische Informatik, Biometrie und Epidemiologie der Deutschen Gesellschaft für Medizinische Informatik, Biometrie und Epidemiologie e. V.
- GMS Onkologische Rehabilitation und Sozialmedizin der Deutschen Gesellschaft für Hämatologie und Onkologie e. V.
- GMS Ophthalmology Cases – An Open Access Journal
- GMS Psycho – Social – Medicine der psychosozialen Fachgesellschaften in der Medizin

- GMS Zeitschrift zur Förderung der Qualitätssicherung in medizinischen Laboratorien der Gesellschaft zur Förderung der Qualitätssicherung in medizinischen Laboratorien e. V.
- GMS Zeitschrift für Medizinische Ausbildung der Gesellschaft für Medizinische Ausbildung
- GMS Medizin – Bibliothek – Information der Arbeitsgemeinschaft für Medizinisches Bibliothekswesen

Das Portal bietet allen Wissenschaftlern aus dem medizinischen Bereich die Möglichkeit, ihre Forschungsergebnisse online zu veröffentlichen. Die Aufsätze können durch die Anbindung von hochauflösenden Bildern, Tabellen, Tönen, Filmen, ganzen Forschungsdatenbanken oder anderen Daten aufgewertet werden. Auch ist die Einbindung von nationalen und internationalen Referenzdatenbanken wie MEDLINE möglich. Die Archivierung auf den Servern des DIMDI garantiert den dauerhaften Zugriff und die Zitierbarkeit der Publikationen. GMS hat ein Geschäftsmodell entwickelt, bei dem die Kosten des Publikationsprozesses (Peer Review, Redaktion, Online-Hosting, Archivierung) zum Teil durch Publikationsgebühren gedeckt werden. Die Gebühren werden vielfach von den herausgebenden Fachgesellschaften übernommen und hängen von der Anzahl der zu veröffentlichenden Beiträge ab.

Über DIMDI können Sie in allen Publikationen von GMS recherchieren (Abb. 49).

DIMDI

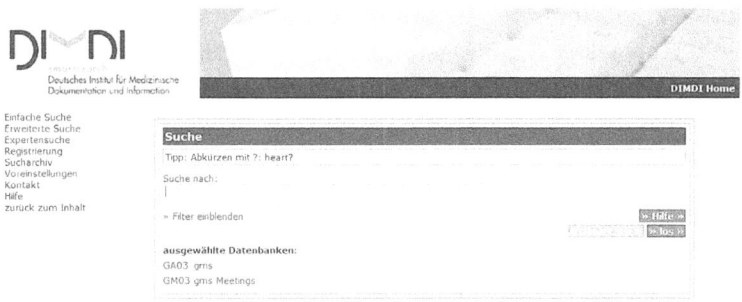

Abb. 49: Recherche im Datenbestand von GMS über DIMDI

BioMed Central (BMC) ist ein im Jahr 2000 gegründeter kommerzieller britischer Zeitschriftenverlag. 2008 wurde er von der Verlagsgruppe Springer Science + Business Media übernommen. BMC gibt aktuell 243 Open-Access-Zeitschriften und einige lizenzpflichtige aus den Bereichen Biologie, Medizin und Technik heraus. Dazu gehören Titel von allgemeinerem Interesse wie BMC Biology oder BMC Medicine und

BioMed Central

auch sehr spezifische Zeitschriften wie Retrovirology oder BMC Genomics, die sich auf ein konkretes Teilgebiet spezialisiert haben. Jede Zeitschrift durchläuft ein Peer-Review-Verfahren. Die Open-Access-Titel stehen kostenlos und dauerhaft im Internet zur Verfügung. Die anfallenden Kosten werden durch Gebühren gedeckt, die der Autor des Zeitschriftenaufsatzes trägt bzw. durch dessen Institution übernommen werden. Zahlreiche Hochschulbibliotheken in Deutschland sind Mitglied in BioMed Central. Sie zahlen jährlich eine Beitragsgebühr, wodurch sich die Publikationsgebühren für die Wissenschaftler ihrer Hochschule reduzieren. Einige Hochschulen oder Hochschulbibliotheken übernehmen zusätzlich komplett oder anteilig die Publikationsgebühren für die Autoren. Die Autoren behalten nach der Veröffentlichung die Rechte an ihren Artikeln, die unter der Lizenz des „Creative Commons Attribution License" verfügbar sind. Daher können die Autoren ihren Aufsatz anschließend auch anderweitig veröffentlichen, solange sie auf die Originalveröffentlichung in BMC verweisen.

PLOS

Die Public Library of Science (PLOS) der USA ist ein nichtkommerzielles Open-Access-Projekt für wissenschaftliche Publikationen im biomedizinischen Bereich. Sie entstand Anfang 2001 nach einem Aufruf einiger US-amerikanischer Wissenschaftler. Ziel des Aufrufes war die Verpflichtung aller Wissenschaftler, nur noch in den Fachzeitschriften zu publizieren, die den vollen Text der Aufsätze ein halbes Jahr nach Veröffentlichung frei verfügbar machen. Später begann PLOS mit dem Aufbau einer eigenen Publikationsplattform und orientierte sich dabei an BioMed Central.

PLOS Biology

PLOS Biology war die erste Zeitschrift und erschien sowohl in einer gedruckten als auch einer Online-Ausgabe. Mittlerweile sind sechs weitere Zeitschriften hinzu gekommen: PLOS Medicine, PLOS Computational Biology, PLOS Genetics, PLOS Pathogens, PLOS Neglected Tropical Diseases und PLOS ONE. Die Zeitschriften unterscheiden sich in ihrer Selektivität und enthalten unterschiedliche Anteile an Kommentaren führender Spezialisten in verschiedenen wissenschaftlichen Disziplinen. Die Zeitschriften sind politisch und kommerziell unabhängig und durchlaufen ein Peer-Review-Verfahren. Die einzelnen Aufsätze werden im digitalen Archiv von PubMed Central (PMC) der NIH hinterlegt und unter der „Creative Commons Attribution License" veröffentlicht. Die Kosten der Publikationen übernehmen die Autoren, auch sind Mitgliedschaften durch Bibliotheken und andere Institutionen in PLOS ähnlich BioMed Central möglich. In Deutschland sind aktuell die Universitäten Freiburg, Erlangen – Nürnberg, Göttingen, Hannover, Regensburg und Würzburg Mitglieder in PLOS. PLOS bietet eine eigene Suchoberfläche für die Recherche über alle Inhalte der sieben Zeit-

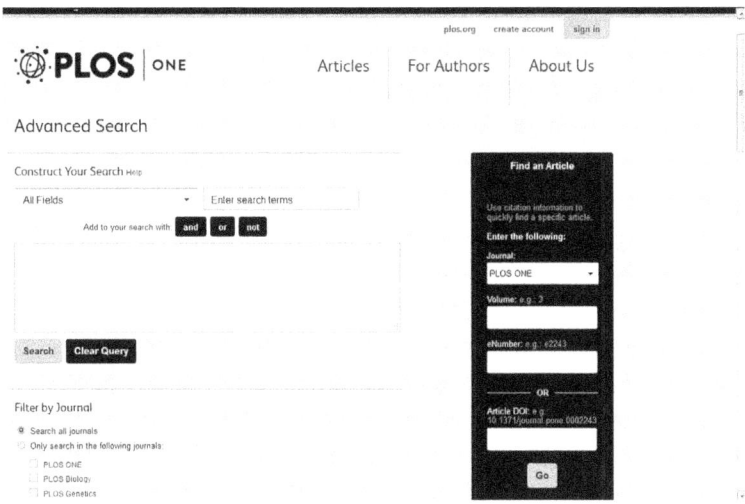

Abb. 50: Rechercheoberfläche in PLOS

schriften an. Alternativ kann die Suche auch auf einzelne Zeitschriften beschränkt werden (Abb. 50).

PLOS Currents ist ein Online-Publikationskanal für neue wissenschaftliche Ergebnisse und Ideen für sehr spezielle Themen. Sein Anliegen besteht darin, aktuelle wissenschaftliche Erkenntnisse schneller zur Verfügung zu stellen und die Verzögerung durch den Publikationsprozess zu verringern. Dennoch sind die veröffentlichten Informationen peer-reviewed und zitierbar. Sie werden in PubMed öffentlich zugänglich archiviert und durch die Zitationsdatenbank Scopus von Elsevier indexiert. Aktuell veröffentlicht PLOS Currents Informationen zu sechs Themen: Grippe, Chorea Huntington, Evidenz genomischer Tests, Baum des Lebens (Tree of Life), Muskeldystrophie und Katastrophen.

PLOS Collections sind Auszüge der PLOS-Zeitschriften zu bestimmten Themen. Aktuell veröffentlicht PLOS Informationen in über 50 Sammlungen. Einige der Sammlungen werden in Kooperation mit akademischen Gesellschaften, Ausrichtern von Konferenzen oder Unternehmen betrieben. Einige Sammlungen werden auch extern betreut, so die Genomics of Emerging Infectious Disease Collection, die mit Unterstützung durch die Google Foundation produziert wurde.

PLOS Blogs ist schließlich ein Netzwerk, das PLOS für den wissenschaftlichen öffentlichen Austausch anbietet. Es werden Themen zur biomedizinischen Forschung, Kultur und zum Verlagswesen diskutiert. Im Gegensatz zu anderen Blogging-Netzwerken diskutieren in PLOS Blogs zu gleichen Teilen Wissenschaftler und Wissenschaftsjournalisten.

Informationen weiterverarbeiten

10 Suchergebnisse bewerten

Das schwierige an der Literaturrecherche ist einerseits die Formulierung der Suchanfrage. Sie müssen geeignete Begriffe finden, die so knapp wie möglich, aber so passend wie nötig sein sollten. Dazu müssen diese bei einer Recherche in einer Datenbank im Thesaurus der jeweiligen Datenbank vorhanden sein. In internationalen Datenbanken müssen Sie darüber hinaus die englischen Begriffe verwenden. Anderseits werden Ihre Trefferlisten vor allem bei einer Recherche in einer Suchmaschine oder einem Bibliothekskatalog sehr umfangreich ausfallen. Dann stehen Sie vor der Herausforderung, die Treffer bezüglich Qualität und inhaltlicher Übereinstimmung bewerten zu müssen.

Die ersten beiden Kapitel sind sehr ausführlich auf die Recherche und die verschiedenen Rechercheinstrumente in der Medizin eingegangen. Aber die Literatursuche ist letztendlich nur Mittel zum Zweck. Schließlich benötigen Sie die Volltexte der nachgewiesenen Veröffentlichungen, die Ihnen bei Ihrer Recherche angezeigt werden. Sie möchten die Trefferlisten weiter bearbeiten, sie ausdrucken, sie in Ihre Doktorarbeit exportieren und dort dem Layout anpassen. Die Schritte, die sich an die Literaturrecherche anschließen, werden im folgenden Kapitel beschrieben. Da die für Ihre Literaturrecherche wichtigste Datenbank MEDLINE ist, werden zur Visualisierung Auszüge aus PubMed verwendet. Die meisten Datenbanken bieten aber ähnliche Funktionalitäten an. In Katalogen und Suchmaschinen sind diese dagegen oft nur rudimentär vorhanden.

10.1 Bewertung der Suchergebnisse

Abstract

Sie werden nach Ihrer Recherche eine mehr oder weniger lange Trefferliste erhalten. Haben Sie sehr spezifische Suchbegriffe gewählt und Ihre Suche durch zusätzliche Filter beschränkt, dann wird diese Liste genau solche Literaturnachweise enthalten, die inhaltlich zu Ihrem Thema passen und Ihnen wertvolle Informationen für Ihre Arbeit liefern können. Ob die Treffer thematisch tatsächlich passen, können Sie anhand der Abstracts und der verwendeten Schlagwörter erkennen. In vielen Datenbanken wird Ihnen die Trefferliste in einer Kurzform angezeigt, in der Sie nur die bibliographischen Angaben sehen und manchmal den Anfang des Abstracts. In Katalogen und Suchmaschinen sind die Informationen meist noch knapper gehalten. Da müssen Sie direkt auf die einzelnen Treffer gehen, um eine ausführliche Beschreibung zu erhalten.

In PubMed wird Ihnen nach jeder Suche automatisch die Trefferliste als Kurzliste ausgegeben, die nur die bibliographischen Angaben enthält. Unter „Display Settings" können Sie die Ansicht der Trefferliste ändern, von der „Summary"-Sicht auf die „Abstract"-Sicht. Unter „Display Settings" können Sie auch die Sortierung der Trefferliste ändern und einstellen, wie viele Titelnachweise Ihnen pro Seite angezeigt werden, bevor Sie zur nächsten Seite blättern müssen (Abb. 51).

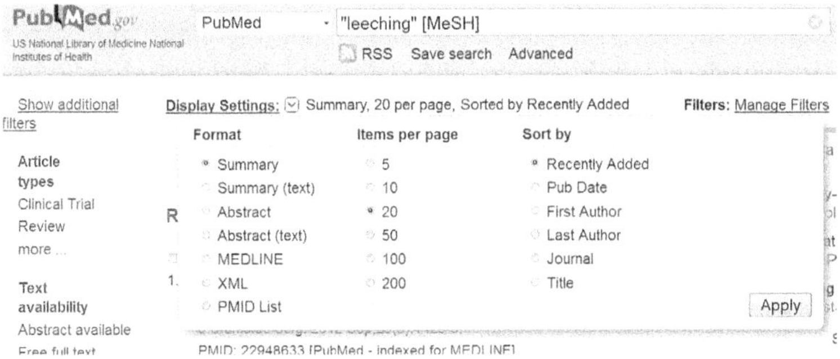

Display Settings

Abb. 51: Änderung der Ansicht der Trefferliste in PubMed

In Datenbanken werden Ihnen vor allem Aufsätze in Fachzeitschriften angezeigt. In Katalogen werden es hauptsächlich Bücher und audiovisuelle Medien sein, denn die meisten Kataloge erschließen zwar die Medien an sich (Bücher, Zeitschriften und sonstige), aber nicht die einzelnen Inhalte dieser Medien. Der Inhalt von Büchern kann häufig durch wenige Begriffe beschrieben werden. So lässt sich dem Titel des medizinischen Fachbuches „Das akute Nierenversagen" leicht entnehmen, worum es inhaltlich geht. Zeitschriften dagegen enthalten Artikel zu einem breiten Themengebiet. Daher reicht Ihnen als Treffer im Katalog die Angabe der Zeitschrift „Clinical Nephrology" nicht aus, sondern Sie wollen natürlich die einzelnen Aufsätze darin angezeigt bekommen. Das kann kein Katalog leisten, zumindest noch nicht. In allgemeinen Suchmaschinen schließlich werden Ihnen sämtliche im Internet verfügbaren Dokumente und Webseiten angezeigt und Sie müssen sehr genau auf die Primärquellen achten. Schließlich nützt Ihnen ein Austauschforum von Patienten für Patienten aufgrund mangelnder Sachkenntnis der Teilnehmenden wenig für Ihre Literatursammlung.

Quellen

Buch	Doch auch zwischen den einzelnen Büchern und Zeitschriften gibt es große Unterschiede. Daher sollten Sie sich die einzelnen Titel in Ihrer Ergebnisliste genauer betrachten. Bei Monographien ist vor allem der Verlag ein wichtiges Kriterium. Sie sollten darauf achten, dass Ihre recherchierten Monographien in wissenschaftlichen Fachbuchverlagen erschienen sind (Springer, Wiley, Elsevier, Thieme, De Gruyter etc.). Vorsichtig sollten Sie sein, wenn der Autor das Buch in einem eigenen oder in einem belletristischen Verlag herausgegeben hat. Der Autor selbst ist natürlich auch wichtig. Je mehr Veröffentlichungen er in einem Fach hat, umso höher ist im Allgemeinen seine wissenschaftliche Reputation. Dann sollten Sie darauf achten, für wen der Autor sein Buch geschrieben hat. Sachbücher mit populärwissenschaftlichem Inhalt sind für ein nicht sachkundiges Publikum geschrieben und daher für eine wissenschaftliche Veröffentlichung nicht fundiert genug. Daher sollten Sie nur Fachbücher verwenden, deren Zielgruppe die wissenschaftliche Gemeinschaft ist. Diese Informationen können Sie in der Regel den Klappentexten entnehmen oder dem Untertitel. Aus Lehrbüchern können Sie Abbildungen für Ihren theoretischen Teil verwenden, um einzelne Sachverhalte zu erklären. Ansonsten enthalten Lehrbücher Grundlagenwissen, das bei einer Doktorarbeit vorausgesetzt wird.

Zeitschrift	Bei Zeitschriftenartikeln ist der Autor eher zweitrangig. Wichtiger ist hier die Zeitschrift an sich bzw. deren Impaktfaktor. Je höher dieser ist, umso angesehener ist die Zeitschrift in der Fachwelt. Sie können aber davon ausgehen, dass jede in MEDLINE ausgewertete Zeitschrift hohen qualitativen Ansprüchen genügt und für Ihre Arbeit geeignet ist. Es gibt verschiedene Arten von Zeitschriftenartikeln. Klinische Studien (Clinical Trials), Fallberichte (Case Reports), Metaanalysen und systematische Übersichtsartikel (Systematic Reviews) sind vor allem für die medizinische Forschung geeignete Mittel der Verbreitung von Informationen. Übersichtsartikel (Reviews) gehen ausführlich auf eine bestimmte Thematik ein und fassen den aktuellen Erkenntnisstand zusammen. Finden Sie solche Veröffentlichungen in Ihrer Literaturrecherche, beziehen Sie diese auf jeden Fall mit ein.

Aktualität	Wissenschaftliche Veröffentlichungen unterliegen einer Halbwertszeit, die in den Naturwissenschaften und auch in der Medizin bei durchschnittlich fünf Jahren liegt. Das bedeutet, dass in den ersten fünf Jahren nach Veröffentlichung der Artikel diese so oft zitiert werden wie in der darauffolgenden Zeit insgesamt. Auch unterliegen die wissenschaftlichen Erkenntnisse und deren Interpretationen einer gewissen Dynamik, ebenso wie sich die Therapien der einzelnen Krankheiten über die Jahre weiterentwickeln. Daher sind Sie natürlich vor allem an aktueller Literatur der letzten Jahre interessiert. Außer Sie suchen Literatur zu einem medizinhistorischen Thema oder zu älteren Therapieformen, die jetzt wieder neu in den Fokus rücken. Daher hängt der Sie interessierende Zeitraum der Publikationen von Ihrem konkreten Thema ab.

10.2 Abspeichern der Suchanfrage

In vielen Datenbanken haben Sie die Möglichkeit, Ihre Suchfrage abzuspeichern, damit Sie bei einer späteren Recherche diese nicht neu formulieren müssen. Auch können Sie meist einen Alerting-Dienst der Datenbanken nutzen, der Sie in festgelegten Abständen über neue Titelaufnahmen informiert, die zu Ihrer Suche passen. Der einfachste Weg ist die Benachrichtigung per E-Mail. Sie können sich aber auch bei Ihrem nächsten Besuch in der Datenbank die passenden Neuaufnahmen anzeigen lassen.

Alert

Die meisten Datenbanken legen während Ihrer Recherche eine temporäre Suchhistorie an, d. h. Ihre Suchanfragen werden solange gespeichert, bis Sie die Datenbank wieder verlassen. Meist können Sie dann aus dieser Suchhistorie heraus die Suchen abspeichern. Bei PubMed finden Sie die Suchhistorie hinter dem Reiter „Advanced" unterhalb des Suchfeldes (Abb. 51). Rufen Sie diese auf, dann sehen Sie im mittleren Bereich die „History" (Abb. 52).

History

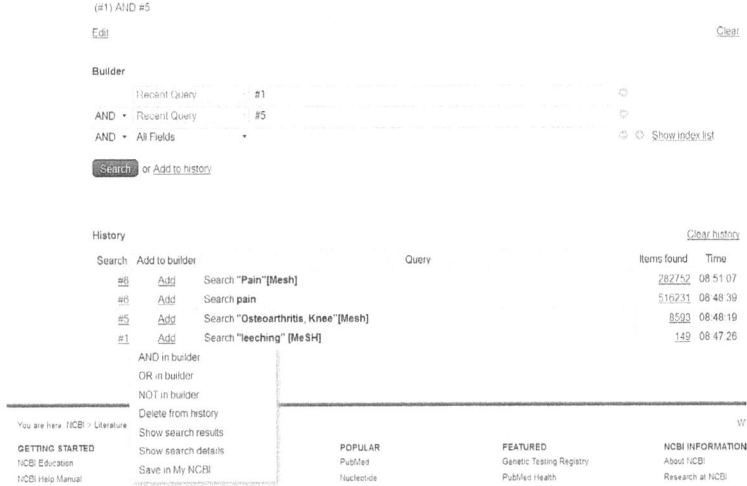

Abb. 52: Temporäre Abspeicherung der Suchen in PubMed

Dort wählen Sie die Ziffer der Suche mit der linken Maustaste aus, die Sie abspeichern möchten und es öffnet sich ein Menü. Unter „Save in My NCBI" speichern Sie es auf dem Server von PubMed ab. Generell müssen Sie sich in den Datenbanken registrieren und sich ein Konto anlegen, damit Sie Ihre Suchen und auch die Ergebnisse abspeichern können. Bei PubMed müssen Sie keine weiteren Angaben zu sich selbst machen, andere Datenbanken benötigen für die Registrierung mehr Informationen von Ihnen.

Verknüpfen

Oft können Sie die in der Suchhistorie gespeicherten Suchen auch nachträglich miteinander verknüpfen. Haben Sie sich z. B. in einem ersten Schritt die Nachweise zum „Leeching" (Einsatz von Blutegeln in der Therapie) anzeigen lassen und im zweiten Schritt dann die Veröffentlichungen zur Arthrose des Knies („Osteoarthritis, Knee"), beides unter Verwendung der MeSH-Begriffe, dann können Sie jetzt die Ergebnisse beider Suchen verknüpfen und sich die Literaturnachweise angeben lassen, in denen die Arthrose des Knies durch Blutegel therapiert wird. Dazu benötigen Sie den Booleschen Operator AND. Aber auch OR- und NOT-Verknüpfungen sind möglich.

Bei Ihrem nächsten Besuch in der Datenbank melden Sie sich an und dann stehen Ihnen die gespeicherten Suchen und andere Informationen wieder zur Verfügung.

Tipp

Auf jeden Fall sollten Sie kurz vor Vollendung Ihrer Doktorarbeit noch einmal eine Recherche durchführen, um möglichst aktuelle Nachweise zu zitieren. Auch ist die Sacherschließung sehr zeitintensiv, so dass Artikel schon nachgewiesen werden, aber ihnen noch keine Schlagwörter zugeordnet wurden. Bei einer Schlagwortsuche würden Sie diese daher nicht angezeigt bekommen, einige Wochen später dann schon.

10.3 Abspeichern und Export der Suchergebnisse

Die Suchanfrage speichern Sie ab, um sich in regelmäßigen Abständen über neue Veröffentlichungen zu informieren. Doch unmittelbar im Anschluss an Ihre Recherche interessiert Sie die Trefferliste wesentlich stärker. Sie sollten bereits am Bildschirm die Liste durchsehen und die Nachweise markieren, die für Sie in Frage kommen. Viele Datenbanken bieten dafür ein Kästchen neben der Aufnahme an. Dann wird bei der weiteren Bearbeitung der Liste diese auf die ausgewählten Treffer begrenzt. In den meisten Datenbanken können Sie die Liste ausdrucken, per E-Mail verschicken, auf lokale Datenträger speichern oder in Literaturverwaltungsprogramme exportieren.

Bei PubMed können Sie die Ergebnisliste unter „Send to" bearbeiten (Abb. 53). Unter „File" exportieren Sie die Liste in einen Editor oder in ein Literaturverwaltungsprogramm. Dazu wählen Sie das Exportformat aus: Kurzliste mit den bibliographischen Angaben („Summary (text)"), die bibliographischen Angaben mit Abstract („Abstract (text)") oder das MEDLINE-Format. Ebenso können Sie die Sortierung wählen.

Export

Im Editor können Sie die Liste dann auf dem Rechner oder einem externen Datenträger abspeichern, ausdrucken oder in Ihr Textverarbeitungsprogramm überführen. Bei einem Ausdruck sollten Sie sich zwischen der Kurzform oder der Abstract-Sicht entscheiden. Die Kurzliste ist übersichtlicher, die zusätzliche Angabe des Abstracts aber informativer.

Drucken

Bei Export in ein Literaturverwaltungsprogramm wählen Sie das Format „MEDLINE", um alle Informationen aus PubMed mitzunehmen. Bei „Citation manager" können Sie ebenfalls Ihre Liste in ein Literaturverwaltungsprogramm exportieren, das sich auf Ihrem Rechner befindet. Dort wird automatisch das richtige Format gewählt und die Nachweise entsprechend exportiert.

Verwalten

Bei Auswahl der Möglichkeit „Collections" können Sie die Ergebnisliste auf dem Server von PubMed abspeichern. Dafür müssen Sie registriert sein und sich angemeldet haben. Ansonsten bittet Sie PubMed um Ihre Anmeldung.

Speichern

Unter „E-mail" haben Sie schließlich die Möglichkeit, sich selbst oder anderen die Liste per E-Mail zu schicken. Auch hier können Sie das Format und die Sortierung wählen und die Ausgabe ist ähnlich der Exportsicht in den Editor.

E-Mail

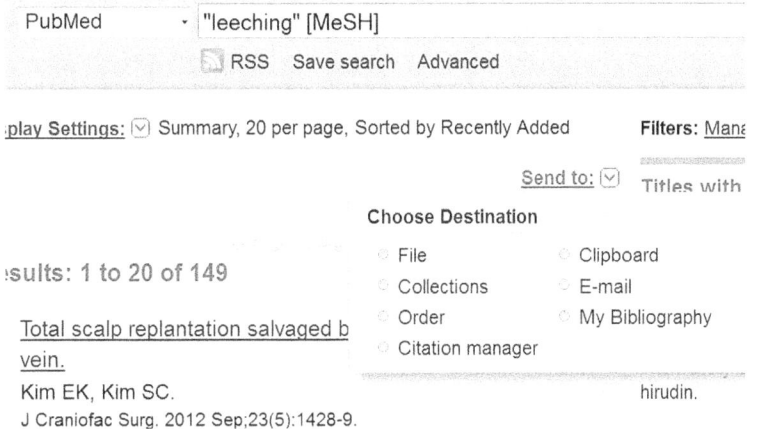

Abb. 53: Bearbeiten der Trefferliste in PubMed

10.4 Verwaltung der Suchergebnisse

Literaturverwaltungsprogramme erfüllen mehrere Aufgaben. Einerseits verwalten sie Ihre Literaturnachweise, die Sie Datenbanken, Katalogen und anderen Quellen entnommen haben. Zum anderen bieten sie Ihnen die Möglichkeit, die exportierten Ergebnislisten Ihrer Literaturrecherche in das Format zu editieren, das Sie für Ihre Doktorarbeit benötigen, so dass Sie es direkt einfügen können. Daher sollten Sie jede Literaturrecherche stets damit beenden, die ausgewählten und markierten Literaturnachweise in Ihr Literaturverwaltungsprogramm zu exportieren. Im Laufe Ihrer wissenschaftlichen Karriere werden sich dort die Nachweise häufen. So haben Sie nicht nur eine gute Übersicht über die existierende Literatur zu Ihrem Thema, sondern Sie können bei jeder Veröffentlichung die auswählen, die Sie aktuell verwendet haben, sie in den entsprechenden Zitierstil bringen und sie dann in Ihre Veröffentlichung einfügen.

Tipp	Nur für Ihre Doktorarbeit lohnt sich der Aufwand der Einarbeitung in ein zusätzliches Programm vielleicht nicht. Werden Sie aber später weiter in der Forschung tätig sein und Ihre Ergebnisse veröffentlichen, dann sollten Sie sich rechtzeitig damit beschäftigen. Die Arbeitserleichterung ist immens.

EndNote

Das gebräuchlichste Programm in der Medizin ist EndNote der Adept Scientific GmbH. Viele Hochschulen bieten ihren Studierenden und auch den Mitarbeitern den Zugang über eine Campuslizenz an. Aber Sie können auch jedes andere Programm nutzen. Neben den kostenpflichtigen Programmen (z. B. Citavi, EndNote, RefWorks) gibt es zahlreiche lizenzfreie (z. B. BibSonomy, CiteULike, Connotea, LibraryThing, Mendeley, JabRef, Zotero), die Sie sich entweder aus dem Internet herunterladen können oder Sie verwalten Ihre Literaturnachweise direkt online. Letzteres hat den Vorteil, dass Sie rechnerunabhängig von überall darauf zugreifen können. Einige der Programme wie EndNote haben bereits eine große Auswahl an Zitierstilen einzelner Zeitschriften und Institutionen implementiert.

Neben der Verwaltung Ihrer Literaturnachweise können Sie in viele Programme auch die Volltexte entweder direkt einfügen oder über die URL zugänglich machen. So können Sie jederzeit sowohl auf die Nachweise als auch die Inhalte zugreifen.

11 Literatur beschaffen

Auf die Möglichkeiten der Literaturbeschaffung wurde im ersten Kapitel bereits kurz eingegangen. Prüfen Sie nach Ihrer Literaturrecherche immer zuerst den Katalog Ihrer Hochschulbibliothek, ob die Zeitschrift, in der sich der Sie interessierende Aufsatz befindet, oder das relevante Buch vor Ort vorhanden sind. Dann haben Sie relativ schnell und einfach Zugriff darauf.

Viele Datenbanken bieten Ihnen unter den einzelnen Titelaufnahmen das Logo des Verlages an, der die entsprechende Zeitschrift herausgibt. Das Logo verlinkt zur Zeitschrift, manchmal direkt zum Aufsatz, manchmal müssen Sie aber erst innerhalb der Zeitschrift anhand der bibliographischen Angaben selbst den Aufsatz finden. In PubMed sehen Sie das Logo entweder bei jeder einzelnen Aufnahme oder Sie wechseln von der Kurzliste in die Abstract-Sicht. Dann werden Ihnen unter jedem Treffer die Logos angezeigt (Abb. 54, linkes Logo).

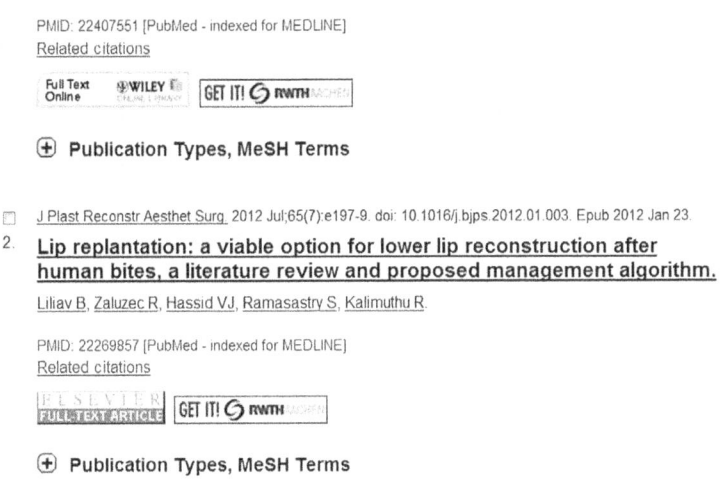

Abb. 54: Anzeige der Logos in PubMed aus Sicht der RWTH Aachen

Viele Hochschulbibliotheken haben in ihre Datenbanken einen Linkresolver integriert, der eine Verfügbarkeitsrecherche beinhaltet (Abb. 54, rechtes Logo). Diese überprüft für Sie zuerst, ob der Aufsatz als Volltext online zugänglich ist. Ist dem so, dann können Sie aus der Datenbank heraus direkt zum Volltext gelangen. Ist der Artikel online nicht zugänglich, werden als nächstes die Kataloge Ihrer Hochschulbibliothek abgefragt. Ist der Aufsatz in einem gedruckten Zeitschriftenband vor-

Linkresolver

handen, können Sie in Ihrer Bibliothek eine Kopie machen oder den Aufsatz einscannen. Ist das Buch oder die Zeitschrift nicht vor Ort vorhanden, bietet Ihnen der Linkresolver die Option, eine Fernleihbestellung aufzugeben. Dann können Sie bei einer anderen Bibliothek in Deutschland den Aufsatz oder das Medium bestellen und warten ca. zwei Wochen bis zur Lieferung.

Dokumentlieferdienst

Die Fernleihe ist für Sie eine preislich günstige Möglichkeit, an Ihrer Hochschule nicht vorhandene Zeitschriftenaufsätze und auch Bücher zu bekommen. Dokumentlieferdienste sind für Studierende dagegen meist kostenpflichtig und deutlich teurer als die Fernleihe. Allerdings haben Sie hier die Möglichkeit, schneller an den Aufsatz zu gelangen. Auch können Sie manchmal den Aufsatz als digitale Kopie erhalten, meist jedoch durch ein „Digital Rights Management" geschützt. Sie können ein benötigtes Dokument entweder direkt über subito bestellen oder Sie nutzen die Bestellkomponenten in MEDPILOT oder DIMDI. Obwohl Sie auch Bücher über subito bestellen können, sollten Sie sich bei der Bestellung über Dokumentlieferdienste auf Zeitschriftenaufsätze beschränken. Bücher müssen per Post verschickt werden und sind dadurch nicht wesentlich schneller bei Ihnen als über die Fernleihe.

pay-per-view

Schließlich können Sie in den meisten Fällen auch für eine entsprechende Gebühr den Aufsatz direkt online vom Verlag über die Internetseite der Zeitschrift erwerben. Hier liegen Sie schnell bei Kosten in Höhe von 30 Euro und mehr pro Zeitschriftenartikel. Dann haben Sie allerdings sofort Zugriff.

12 Richtig zitieren

12.1 Warum zitieren?

Inhalte einer Dissertation

In einer wissenschaftlichen Arbeit legen ein oder mehrere Wissenschaftler die Ergebnisse ihrer eigenständigen Forschung dar. Spätestens mit der Doktorarbeit sollte die Arbeit nicht nur die Ergebnisse der Forschung wiedergeben, sondern auch neue, bisher noch nicht veröffentlichte Erkenntnisse beinhalten. Sie können keine wissenschaftliche Arbeit schreiben, ohne sich über aktuelle Veröffentlichungen zu Ihrem Thema zu informieren. Sie müssen den aktuellen Erkenntnisstand, auf den Ihre Arbeit aufbaut, im ersten Teil Ihrer Arbeit beschreiben. Auch müssen Sie Ihre Ergebnisse in Relation zu bisherigen Erkenntnissen anderer stellen. Führen Sie in Ihrer Doktorarbeit zusätzlich Experimente durch oder nehmen Messungen an Patienten vor, dann brauchen Sie Anleitungen und Methoden, die Sie ebenfalls in anderen Publikationen finden. Ihrer Dissertation werden Sie schließlich eine eidesstattliche Erklärung beifügen, in der Sie bestätigen, dass Sie die Arbeit selbständig durchgeführt und keine anderen als die angegebenen Hilfsmittel verwendet haben. Hinter dieser Formulierung steht die Verpflichtung, alle verwendeten Literaturstellen anzugeben.

Vor einiger Zeit konnten Sie in der Presse verfolgen, wie einigen Politikern in Deutschland ihr Doktortitel aberkannt wurde, weil sie wesentliche Teile ihrer Dissertation von anderen Autoren abgeschrieben haben, ohne diese zu zitieren. Auch gibt es dokumentierte Fälle, in denen die Ehefrau die Dissertation ihres Ehemannes mehr oder weniger abgeschrieben und als ihre eigene zwei Jahre später eingereicht hat. Solche Vorfälle haben die Universitäten sensibilisiert. Seitdem wird dort wesentlich intensiver auf die Eigenständigkeit der erbrachten Leistung in einer Doktorarbeit geachtet. Verstärkt werden Plagiatserkennungssysteme eingesetzt, die in Dissertationen, aber auch in Haus- und Facharbeiten Plagiate schneller identifizieren können. Auch nutzen viele inzwischen die Möglichkeit, ihre Doktorarbeit in einer elektronischen Version einzureichen, was die Anwendung einer Plagiatssoftware sehr vereinfacht und schneller zu einem Ergebnis führt. Werden in einer prüfungsrelevanten Arbeit Plagiate in größerem Umfang gefunden, kann das zu ernsthaften Konsequenzen führen bis hin zur Exmatrikulation. Auch sind rechtliche Konsequenzen möglich, schließlich verstoßen Plagiate gegen Bestimmungen des Urheberrechts.

Plagiat

12.2 Was zitieren?

Sie werden jede Veröffentlichung angeben, denen Sie Informationen entnommen haben und die in irgendeiner Form in Ihre Arbeit eingeflossen sind. Sie müssen natürlich keine Lehrbücher oder Ihren Professor zitieren, weil Sie in der Einleitung Grundlagenwissen notiert haben. Übernehmen Sie aber eine Abbildung aus einem Lehrbuch, geben Sie unbedingt die Quelle an.

Sie werden in Ihrer Literaturrecherche nie alle jemals zu Ihrem Thema erfolgten Veröffentlichungen finden. Dafür ist die Zahl der weltweit erscheinenden Zeitschriften zu groß, als dass jede davon erschlossen werden kann. Internationale Datenbanken beschränken sich notgedrungen auf die Titel mit der höchsten Reputation weltweit und auf einige ausgewählte nationale Zeitschriften. Nationale Datenbanken und Portale wie MEDPILOT versuchen diese Lücke zu füllen, aber natürlich nur auf nationaler oder regionaler Basis. Auch be-

Vollständigkeit

schränkt sich die überwiegende Mehrheit der Datenbanken auf Zeitschriften und Konferenzberichte. Einige werten zusätzlich Dissertationen und Monographien aus, aber auch das meist nur auf nationaler Basis. Obwohl Ihre Recherche also nie ein vollständiges Bild ergeben kann, sollten Sie dennoch in Ihrer Arbeit einen repräsentativen Durchschnitt zitieren. Auch gehört die Fähigkeit einer zielführenden Literaturrecherche zu den Anforderungen an eine wissenschaftliche Arbeit. Dokumentieren können Sie diese Fähigkeit in erster Linie anhand Ihres Literaturverzeichnisses.

Überwiegend werden Sie Aufsätze aus Zeitschriften zitieren, die in MEDLINE oder anderen Datenbanken ausgewertet werden. Auch werden einige Artikel Ihres Doktorvaters oder seiner Arbeitsgruppe dabei sein, denn thematisch werden Sie auf diese Forschung aufbauen.

12.3 Wie zitieren?

Sie werden in Ihrer Recherche feststellen, dass jede Datenbank die bibliographischen Angaben der einzelnen Dokumente unterschiedlich angibt. Manchmal wird der Vorname der Autoren abgekürzt, manchmal wird er ausgeschrieben. In manchen Verzeichnissen wird der Vorname vor den Nachnamen geschrieben, in anderen ist es umgekehrt. Während die Bestandteile einer Zitierung generell die gleichen sind, gibt es jedoch große Unterschiede beim Stil. Fast jede Zeitschrift verwendet einen eigenen Zitierstil, auch die Hochschulen sind hier nicht einheitlich.

Tipp — Den richtigen Zitierstil können Sie beim Dekanat Ihrer Fakultät erfragen oder den Internetseiten Ihrer Hochschulbibliothek entnehmen. Einfacher ist es, sich die fertige Dissertation eines anderen Doktoranden Ihres Betreuers zu besorgen und sich an deren Stil zu orientieren. Alternativ helfen Ihnen auch andere Dissertationen Ihrer Arbeitsgruppe oder Ihres Professors weiter.

Zitate — Ihre Zitierungen werden Sie im Anhang in einem Literaturverzeichnis zusammentragen, das Sie möglicherweise aus einem Literaturverwaltungsprogramm importiert haben. Sie werden die Zitate im Text an den entsprechenden Stellen kenntlich machen müssen, indem Sie entweder eine fortlaufende Ziffer einfügen oder den Namen des ersten Autors zusammen mit dem Jahr der Veröffentlichung in Klammern setzen. Verwenden Sie Nummern, dann wird Ihr Literaturverzeichnis nummerisch sortiert sein, ansonsten sortieren Sie es alphabetisch nach dem ersten Autor. Auch können Sie die Zitierungen in Fußnoten nennen.

Dieses Verfahren ist jedoch eher in den Geistes- und Sozialwissenschaften anzutreffen. Zitiert werden die üblichen bibliographischen Angaben der einzelnen Nachweise, die Ihnen von Ihrer Literaturrecherche her bekannt sind. Nachfolgend sehen Sie einige Beispiele. Die Angaben sind essentiell, das jeweilige Format ist variabel. Entscheiden Sie sich aber auf jeden Fall für einen einheitlichen Stil!

Bei Monographien geben Sie den oder die Autoren an, den Titel des Buches, den Verlag und die Erscheinungsorte sowie das Erscheinungsjahr. Haben Sie nicht die erste Auflage zitiert, sondern eine spätere, dann geben Sie zusätzlich die Auflage an. Handelt es sich um ein mehrbändiges Werk, müssen Sie ebenfalls den Band angeben. Bei der Markierung des Zitates in Ihrem Text geben Sie nur den ersten Autor an und kürzen die restlichen durch „et al." oder „u. a." ab (Schmidt et al. 2007). Im nächsten Beispiel wird dieses Werk hier zitiert, das im De Gruyter-Verlag in Berlin und Boston erschienen ist. Der Saur-Verlag wurde von De Gruyter vor einigen Jahren übernommen. Da Sie aus dem ganzen Buch zitieren, ist die Angabe von Seitenzahlen nicht nötig.

Buch

Iris Reimann: Erfolgreich recherchieren – Medizin. Berlin, Boston: De Gruyter Saur 2013.

Beispiel

Zitieren Sie keine Monographie, sondern aus einem Kapitel eines Sammelwerkes (Konferenzbericht oder Lexikon), dann müssen Sie neben dem Titel des Aufsatzes auch den Titel des Sammelwerkes angeben. Hier sind jetzt die Seitenzahlen wichtig, um den Beitrag im Sammelwerk wiederzufinden. Im Beispiel wurde der Aufsatz „Features of mammalian lipoxygenases" der Autoren Thiele et al. in dem Konferenzbericht „Eicosanoids and Other Bioactive Lipids in Cancer, Inflammation and Radiation Injury" auf den Seiten 61 bis 66 veröffentlicht. Dieser erschien wiederum in der Buchreihe „Advances in Experimental Medicine and Biology" der Herausgeber Honn et al. 1999 im Band 469 im Verlag Kluwer Academic/Plenum Publishers in New York. Der Beitrag entstand anlässlich der 5. Internationalen Konferenz über Eicosanoide und andere bioaktive Lipide in Krebs, Entzündungen und verwandten Krankheiten in La Jolla, Kalifornien im September 1997. Dieses Beispiel ist komplizierter als gewöhnlich, da hier eine Reihe aus mehreren Unterreihen besteht. Oft wird in den Zitierungen die Hauptreihe weggelassen, was inhaltlich natürlich nicht korrekt ist. Auch war es zwar die 5. Konferenz, aber veröffentlicht wurde der Konferenzbericht als 4. Band der Reihe.

Sammelwerk

> B. J. Thiele, M. Berger, H. Thiele, A. Huth und I. Reimann: Features of mammalian lipoxygenases. In: Eicosanoids and Other Bioactive Lipids in Cancer, Inflammation and Radiation Injury (4). In: Advances in Experimental Medicine And Biology (469). Hrsg.: K. V. Honn, L. J. Marnett, S. Nigam, E. A. Dennis. New York: Kluwer/Plenum 1999, S. 61–66.

Zeitschrift

Bei Zeitschriftenaufsätzen geben Sie die Autoren, den Titel des Aufsatzes, den Titel der Zeitschrift, das Jahr, den Band, das Heft und die Seitenzahlen an. Zeitschriftentitel werden in der Regel abgekürzt, sollten aber noch Rückschlüsse auf den Titel zulassen. Die Abkürzungen können Sie den Datenbanken PubMed oder Web of Science entnehmen. Sind Sie sich nicht sicher, dann schreiben Sie den Zeitschriftentitel aus. Vermeiden Sie auf jeden Fall Verwechslungen. Im Beispiel handelt es sich um einen wissenschaftlichen Aufsatz, der im Heft 5 des Bandes 315 der Zeitschrift Journal of Molecular Biology auf den Seiten 965 bis 974 veröffentlicht wurde. Der Band 315 enthält dabei die Hefte 1 bis 5 aus dem Jahr 2002. Das Journal of Molecular Biology (JMB) hat in Bezug auf die Bände eine andere Zählung als die meisten Zeitschriften, die pro Jahr einen Band herausgeben. Im JMB verteilen sich die Hefte von 2002 auf die Bände 315 bis 324, da die Zeitschrift nahezu wöchentlich erschien.

Beispiel

> Reimann, I.; Huth, A.; Thiele, H.; Thiele, B. J.: Suppression of 15-lipoxygenase synthesis by hnRNP E1 is dependent on repetitive nature of LOX mRNA 3'-UTR control element DICE. J. Mol. Biol. (2002) 315 (5), S. 965–974.

Supplement

Manche Zeitschriften geben zusätzliche Supplemente heraus, Ergänzungen zum regulären Heft, in denen ebenfalls wissenschaftliche Beiträge erscheinen. Um die Supplemente von den regulären Heften unterscheiden zu können, müssen Sie das Zitat entsprechend ergänzen. Im Beispiel wird ein Artikel aus dem Supplement 1 der Zeitschrift „Prostaglandins, leukotrienes, and essential fatty acids" aus dem Jahr 1996 zitiert, der auf Seite 77 im Band 55 erschienen ist. Häufig wird als Zeitschrift nur „Prostaglandins" angegeben. Das führt zu Irritationen, da es auch noch eine andere Zeitschrift gibt, die nur „Prostaglandins" heißt. „Prostaglandins and Medicine" und „Prostaglandins, Leukotrienes and Medicine" sind dagegen frühere Bezeichnungen der zitierten Zeitschrift.

Beispiel

> B. J. Thiele, M. Berger, A. Huth, I. Reimann, H. Thiele, A. Ostareck-Lederer, D. Ostareck und M. Hentze: Tissue-specific expression of 15-LOX mRNA. Prostaglandins Leukot Essent Fatty Acids (1996) 55, Suppl. 1, S. 77.

Online-Dokument

Zitieren Sie aus einem Dokument, das nur online vorhanden ist, müssen Sie natürlich auch diese Quelle angeben. Da eine URL im Gegensatz zu einer URN keine permanente Adresse ist und sich verändern oder sogar aus dem Internet verschwinden kann, empfiehlt es sich, auch das Datum Ihres letzten Zugriffs anzugeben. Online werden z. B. Studien oder Daten veröffentlicht, die für Ihre Arbeit relevant sein können. Auch Zitierungen aus Wikipedia sind legitim. Das Beispiel bezieht sich auf einen Beitrag in der deutschen Wikipedia.

Beispiel

Notation. In: Wikipedia, Die freie Enzyklopädie. [Online] http://de.wikipedia.org/wiki/Notation (Zugriff am 07.01.2013)

12.4 Wofür zitieren?

Dissertation

In der Regel haben Sie dieses Buch gelesen, weil Sie sich auf Ihre Doktorarbeit vorbereiten oder sich mitten in der Arbeit daran befinden. Deshalb werden Sie die Literaturzitate für das Literaturverzeichnis Ihrer Doktorarbeit verwenden. Beschließen Sie nach Ihrem Studium, neben der Tätigkeit als behandelnder Arzt auch in der Forschung tätig zu sein oder Sie gehen direkt in die Forschung, werden Sie Ihre Forschungsergebnisse veröffentlichen wollen und müssen. Überwiegend werden Sie Ihre Erkenntnisse als Fachbeiträge in einer Zeitschrift oder in einem Konferenzband publizieren. Auch hier müssen Sie belegen, welche anderen Veröffentlichungen Sie für Ihre Arbeit verwendet haben. Daher hat jeder Zeitschriftenaufsatz, aber auch jede andere Veröffentlichung ein eigenes Literaturverzeichnis. Diese Verzeichnisse werden mittlerweile in vielen Datenbanken als eigene Informationsquelle genutzt. So werden verwandte Aufsätze (related articles) häufig anhand der Zitierungen und der zitierten Artikel ermittelt oder Sie können sich direkt die zitierten Artikel anzeigen lassen. Dieser Ansatz ist naheliegend, da ja nur zitiert wird, was inhaltlich tatsächlich zum eigenen Thema passt und für die Bearbeitung desselben verwendet wurde.

Zu guter Letzt

Damit sind wir am Ende einer doch recht umfangreichen Einführung in die medizinische Literaturrecherche angelangt. Die wesentlichsten Informationen haben Sie im ersten und im dritten Kapitel erhalten. Ich wünsche Ihnen, dass Sie möglichst viel mitnehmen konnten, um dieses Wissen erfolgreich in Ihren eigenen Recherchen anwenden zu können. Viel Glück bei Ihrer nächsten Literaturrecherche und Ihrer wissenschaftlichen Arbeit.

Ressourcenverzeichnis

(Stand: Januar 2013)

Das Ressourcenverzeichnis ist kostenlos online zugänglich über die Website von De Gruyter:
http://www.degruyter.com/view/product/186105

Medizinische Bibliotheken in Deutschland

Medizinische Bibliothek der Rheinisch-Westfälischen Technischen Hochschule Aachen
   http://www.bth.rwth-aachen.de/mb/
Medizinische Bibliothek der Charité – Universitätsmedizin Berlin
   http://bibliothek.charite.de/
Bibliothek der Medizinischen Fakultät der Ruhr-Universität Bochum
   http://www.ruhr-uni-bochum.de/med-bibl/
Zweigbibliothek Medizin der Sächsischen Landesbibliothek – Staats- und Universitätsbibliothek Dresden
   http://www.slub-dresden.de/ueber-uns/standorte/medizin/
Bibliothek der Medizinischen Abteilung der Universitäts- und Landesbibliothek Düsseldorf
   http://www.ulb.hhu.de/die-ulb/verbund-und-fachbibliotheken/medizin.html
Fachbibliothek Medizin der Universitätsbibliothek Duisburg – Essen
   http://www.uni-due.de/ub/abisz/fachbibl.shtml
Medizinische Hauptbibliothek der Universitätsbibliothek Frankfurt am Main
   http://www.ub.uni-frankfurt.de/medhb/
Zweigbibliothek im Chemikum der Universitätsbibliothek Gießen
   http://www.ub.uni-giessen.de/jlubibv/standort_lang.php?id=22
Bereichsbibliothek Medizin der Niedersächsischen Staats- und Universitätsbibliothek Göttingen
   http://www.sub.uni-goettingen.de/standorte-raumangebote/standorte-mit-oeffnungszeiten/bereichs-bibliothek-medizin/
Zweigbibliothek Altklinikum der Universitäts- und Landesbibliothek Sachsen-Anhalt Halle (Saale)
   http://bibliothek.uni-halle.de/zweigbib/ha6/standort_ha6/
Zweigbibliothek Klinikum Kröllwitz der Universitäts- und Landesbibliothek Sachsen-Anhalt Halle (Saale)
   http://bibliothek.uni-halle.de/zweigbib/ha150/
Ärztliche Zentralbibliothek des Universitätsklinikums Hamburg-Eppendorf
   http://www.uke.de/zentrale-dienste/aerztliche-zentralbibliothek/
Bibliothek der Medizinischen Hochschule Hannover
   http://www.mh-hannover.de/bibliothek.html
Zweigstelle für Medizin und Naturwissenschaften der Universitätsbibliothek Heidelberg
   http://www.ub.uni-heidelberg.de/allg/benutzung/zweigstelle
Bibliothek der Medizinischen Abteilung Homburg Saar der Saarländischen Universitäts- und Landesbibliothek
   http://www.uniklinik-saarland.de/de/einrichtungen/bibliothek
Teilbibliothek Medizin der Thüringer Universitäts- und Landesbibliothek Jena
   http://www.thulb.uni-jena.de/TB_Medizin.html
Medizinische Abteilung der Universitätsbibliothek Kiel
   http://www.ub.uni-kiel.de/ueber/oeffnungszeiten/med/index.html
Zentralbibliothek Medizin der Universitätsbibliothek Leipzig
   http://www.ub.uni-leipzig.de/ubl/standorte/medizin.html

Medizinische Zentralbibliothek Magdeburg
    http://www.med.uni-magdeburg.de/mzb/Home.html
Fachbibliothek Medizin der Universitätsbibliothek Mainz
    http://www.ub.uni-mainz.de/1747.php
Bibliothek der Medizinischen Fakultät Mannheim der Universität Heidelberg
    http://www.umm.uni-heidelberg.de/bibl/
Zentrale Medizinische Bibliothek der Universitätsbibliothek Marburg
    http://www.uni-marburg.de/bis/ueber_uns/dezbib/bibnat/bibzmb
Fachbibliothek Medizinische Lesehalle der Universitätsbibliothek der Ludwig-Maximilians-Universität München
    http://ml.ub.uni-muenchen.de/
Fachbibliothek Tiermedizin der Universitätsbibliothek der Ludwig-Maximilians-Universität München
    http://tiermed.ub.uni-muenchen.de/
Teilbibliothek Medizin der Technischen Universität München
    http://www.ub.tum.de/teilbibliothek-medizin
Zweigbibliothek Medizin der Universitäts- und Landesbibliothek Münster
    http://www.uni-muenster.de/ZBMed/
Teilbibliothek Medizin der Universitätsbibliothek Regensburg
    http://www.bibliothek.uni-regensburg.de/tb/medizin/teilbibliothek.htm
Bereichsbibliothek Südstadt der Universitätsbibliothek Rostock
    http://www.ub.uni-rostock.de/ub/xLibraries/bb1_xde.shtml

Bibliotheksverbünde und die Nationalbibliothek

BVB Bibliotheksverbund Bayern
    http://www.bib-bvb.de/
BVB-Verbundkatalog
    http://www.gateway-bayern.de/
DNB Deutsche Nationalbibliothek
    http://www.dnb.de
DNB-Katalog
    https://portal.dnb.de/
GBV Gemeinsamer Bibliotheksverbund
    http://www.gbv.de/
GBV-Verbundkatalog
    http://gso.gbv.de
hbz Hochschulbibliothekszentrum des Landes Nordrhein-Westfalen
    http://www.hbz-nrw.de/
hbz-Verbundkatalog
    http://okeanos-www.hbz-nrw.de/F/
HeBIS Hessisches BibliotheksInformationsSystem
    http://www.hebis.de
HeBIS-Verbundkatalog
    http://cbsopac.rz.uni-frankfurt.de/
KOBV Kooperativer Bibliotheksverbund Berlin-Brandenburg
    http://www.kobv.de/
KOBV-Katalog
    http://vs13.kobv.de/V?portal=KOBV&institute=KOBV&func=meta-1&mode=advanced

KVK Karlsruher Virtueller Katalog
    http://www.ubka.uni-karlsruhe.de/kvk.html
Subito Dokumente aus Bibliotheken
    http://www.subito-doc.de
SWB Südwestdeutscher Bibliotheksverbund
    http://www.bsz-bw.de/swbverbundsystem/index.html
SWB-Verbundkatalog
    http://swb.bsz-bw.de

Suchmaschinen und Online-Enzyklopädien

Ask.com
    http://www.de.ask.com/
Base
    http://www.base-search.net/
Bing
    http://www.bing.com
Google
    http://www.google.de/
Google Scholar
    http://scholar.google.com
OAIster
    http://oaister.worldcat.org/
Scientific Commons
    http://de.scientificcommons.org
Scirus
    http://www.scirus.com/
T-Online.de
    http://www.t-online.de/
Wikipedia/ deutsch
    http://de.wikipedia.org/wiki/Hauptseite
Wikipedia/ englisch
    http://en.wikipedia.org/wiki/Main_Page
Yahoo
    http://de.yahoo.com/

Datenbanken, Portale & Co.

AWMF/ Leitlinien
    http://www.awmf.org/leitlinien
BELIT
    http://www.drze.de/BELIT/
BioMedLit
    http://elektra.bsb-muenchen.de/servlet/Top/searchadvanced
BioMedSearch
    http://www.biomedsearch.com/

BIOSIS Previews über Web of Knowledge
  http://webofknowledge.com/BIOSIS
ClinicalKey
  https://www.clinicalkey.com/
ClinicalTrials.gov
  http://www.clinicaltrials.gov/
Cochrane Library
  http://www.thecochranelibrary.com/view/0/index.html
DIMDI/ Datenbankrecherche
  http://www.dimdi.de/static/de/db/index.htm
DRKS Deutsches Register Klinischer Studien
  https://drks-neu.uniklinik-freiburg.de/drks_web
Embase
  http://www.embase.com/
Embase über DIMDI
  http://www.dimdi.de/static/de/db/dbinfo/em47.htm
Embase über Ovid
  http://www.ovid.com/webapp/wcs/stores/servlet/ProductDisplay?storeId=13051&catalogId=13151&langId=-1&partNumber=Prod-903
Entrez
  http://www.ncbi.nlm.nih.gov/Entrez/
EU Clinical Trials Register
  https://www.clinicaltrialsregister.eu/
European Health for All Database
  http://www.euro.who.int/hfadb
Gateway der NLM
  http://gateway.nlm.nih.gov/
GoPubMed
  http://www.gopubmed.com/web/gopubmed/
GREENPILOT
  http://www.greenpilot.de/beta2/app?extended=1
ICTRP Search Portal International Clinical Trials Registry Platform Search Portal
  http://apps.who.int/trialsearch/
Inspec
  http://www.theiet.org/resources/inspec/
Inspec über Web of Knowledge
  http://webofknowledge.com/INSPEC
ISRCTN International Standard Randomised Controlled Trial Number Register
  http://www.isrctn.org/
ISRCTN Recherche über Current Controlled Trials
  http://www.controlled-trials.com/isrctn/
MEDITEC Medizinische Technik
  http://www.wti-frankfurt.de/index.php/de/datenbanken
MEDLINE über Ovid
  http://www.ovid.com/webapp/wcs/stores/servlet/ProductDisplay?storeId=13051&catalogId=13151&langId=-1&partNumber=Prod-901
MEDLINE über PubMed
  http://www.ncbi.nlm.nih.gov/pubmed
MEDPILOT
  http://www.medpilot.de

Medscape Reference
: http://reference.medscape.com/medscapetoday

MeSH über PubMed
: http://www.ncbi.nlm.nih.gov/mesh

OLC SSG Technikgeschichte
: http://gso.gbv.de/DB=2.46/LNG=DU/

OvidMD
: http://www.ovid.com/webapp/wcs/stores/servlet/content_landing_OvidMD_13051_-1_13151

PIER
: http://pier.acponline.org/index.html

PsychSpider
: http://www.zpid.de/PsychSpider.php

PsycINFO über APA
: http://www.apa.org/pubs/databases/psycinfo/index.aspx

PsycINFO über DIMDI
: http://www.dimdi.de/static/de/db/dbinfo/pi67.htm

PsycINFO über EBSCOhost
: http://www.ebscohost.com/academic/psycinfo

PsycINFO über Ovid
: http://www.ovid.com/webapp/wcs/stores/servlet/ProductDisplay?storeId=13051&catalogId=13151&langId=-1&partNumber=Prod-139

PSYNDEX über EBSCOhost
: http://www.ebscohost.com/biomedical-libraries/psyndex-literature-and-audiovisual-media-with-psyndex-tests

PSYNDEX über Ovid
: http://www.ovid.com/webapp/wcs/stores/servlet/ProductDisplay?storeId=13051&catalogId=13151&langId=-1&partNumber=Prod-140

PSYNDEX über ZPID
: http://www.zpid.de/index.php?wahl=PSYNDEX

PubMed
: http://pubmed.gov

Reaxys
: https://www.reaxys.com/info/

SciFinder
: https://www.cas.org/products/scifinder

SPIE Newsroom
: http://spie.org/x1004.xml

TOXNET
: http://toxnet.nlm.nih.gov/

UpToDate
: http://www.uptodateonline.com

Virtuelle Fachbibliothek Veterinärwissenschaften
: http://elib.tiho-hannover.de/virtlib/

Web of Knowledge
: http://webofknowledge.com

Web of Science
: http://webofknowledge.com/WOS

World Health Organization Library Information System
: http://dosei.who.int

Einrichtungen des Gesundheitssystems

AWMF Arbeitsgemeinschaft der Wissenschaftlichen Medizinischen Fachgesellschaften e.V.
    http://www.awmf.org/
BfArM Bundesinstitut für Arzneimittel und Medizinprodukte
    http://www.bfarm.de/DE/Home/home_node.html
BfArM/ Bekanntmachungen
    http://www.bfarm.de/DE/BfArM/Bekanntm/bekanntm-node.html
BZgA Bundeszentrale für gesundheitliche Aufklärung
    http://www.bzga.de/
BZgA/ Die BZgA im Internet
    http://www.bzga.de/die-bzga-im-internet/
Cochrane Collaboration
    http://www.cochrane.org/
Deutsches Cochrane Zentrum
    http://www.cochrane.de/de/willkommen-auf-unseren-webseiten
DIMDI Deutsches Institut für Medizinische Dokumentation und Information
    http://www.dimdi.de/static/de/index.html
IQWiG Institut für Qualität und Wirtschaftlichkeit im Gesundheitswesen
    https://www.iqwig.de/
IQWiG/ Publikationen
    https://www.iqwig.de/publikationen.114.html
NCBI National Center for Biotechnology Information
    http://www.ncbi.nlm.nih.gov/
NIH National Institutes of Health, USA
    http://www.nih.gov/
NIH/ Health Information
    http://health.nih.gov/
NLM National Library of Medicine, USA
    http://www.nlm.nih.gov/
NLM/ LocatorPlus
    http://locatorplus.gov
NLM/ MedlinePlus
    http://www.nlm.nih.gov/medlineplus/
PEI Paul-Ehrlich-Institut
    http://www.pei.de/DE/home/de-node.html
PEI/ Bekanntmachungen
    http://www.pei.de/DE/service/bekanntmachungen/bekanntmachungen-bundesanzeiger-node.html
RKI Robert-Koch-Institut
    http://www.rki.de/DE/Home/homepage_node.html
RKI/ Veröffentlichungsverzeichnis
    http://www.rki.de/DE/Content/Service/Publikationen/publikationen_node.html
WebMD
    http://www.webmd.com/
WHO Weltgesundheitsorganisation
    http://www.who.int/en/
WHO/ IRIS
    http://apps.who.int/iris/

WHO/ Publikationen
   http://www.who.int/publications/en/
WHO/ World Health Report
   http://www.who.int/whr/en/index.html
ZB MED Deutsche Zentralbibliothek für Medizin
   http://www.zbmed.de/

Datenbankverzeichnisse

DBIS
   http://rzblx10.uni-regensburg.de/dbinfo/fachliste.php?lett=l
DBIS/ Medizin
   http://rzblx10.uni-regensburg.de/dbinfo/dbliste.php?bib_id=alle&colors=3&ocolors=40&lett=f&gebiete=8
DIMDI/ Datenbankrecherche ohne Vertrag
   http://www.dimdi.de/dynamic/de/db/recherche/index.htm
DIMDI/ Datenbankrecherche Premium mit Vertrag
   http://www.dimdi.de/dynamic/de/db/recherche/premiumlogin.htm
Entrez
   http://www.ncbi.nlm.nih.gov/Entrez/

Elektronische Zeitschriften und Verzeichnisse

BioMed Central
   http://www.biomedcentral.com/
CC MED Current Contents Medizin
   http://www.medpilot.de/
CC GREEN Current Contents Ernährung. Umwelt. Agrar.
   http://www.greenpilot.de
Current Contents Connect Web of Knowledge
   http://thomsonreuters.com/products_services/science/science_products/a-z/current_contents_connect/
DOAJ Directory of Open Access Journals
   http://www.doaj.org/
EZB Elektronische Zeitschriftenbibliothek
   http://rzblx1.uni-regensburg.de/ezeit/
GMS German Medical Science
   http://www.egms.de/dynamic/de/journals/gms/index.htm
GMS Recherche über DIMDI
   https://portal.dimdi.de/websearch/servlet/Gate?language=de&accessid=gmsGui&exit_url=http://www.egms.de/de/
Online Contents SSG Technikgeschichte
   http://gso.gbv.de/DB=2.46/LNG=DU/
Online Contents SSG Veterinärmedizin
   http://gso.gbv.de/DB=2.83/LNG=DU/

PLOS Public Library of Science
   http://www.plos.org/
PLOS/ Zeitschriften
   http://www.plos.org/publications/journals/
PLOS/ Currents
   http://www.plos.org/publications/currents/
PLOS/ Collections
   http://www.ploscollections.org/
PLOS/ Blogs
   http://www.plos.org/publications/blogs/
PLOS/ Erweiterte Suche
   http://www.plosone.org/search/advanced?noSearchFlag=true&query
ZDB Zeitschriftendatenbank
   http://dispatch.opac.ddb.de/DB=1.1/SRT=YOP/

Literaturverzeichnis

Sämtliche in diesem Werk zitierte und wiedergegebene Informationen wurden den im Ressourcenverzeichnis gelisteten Quellen entnommen. Die Informationen über die Geschichte der Vorlesungen wurde Ellwein (1992) entnommen. Darüber hinaus können folgende Werke für die vertiefende Lektüre nützlich sein.

Baur, Eva-Maria; Greschner, Martin; Schaaf, Ludwig: Praktische Tipps für die Medizinische Doktorarbeit. 4. Aufl. Berlin [u. a.]: Springer 2000.
Busse, Reinhard; Gerhardus, Ansgar; Gibis, Bernhard; Lühmann, Dagmar; Perleth, Matthias [Hrsg.]: Health Technology Assessment. Konzepte, Methoden, Praxis für Wissenschaft und Entscheidungsfindung. Berlin: MWV Med.-Wiss. Verl.-Ges. 2008.
Das Deutsche Cochrane Zentrum: Literaturrecherche. [Online] http://www.cochrane.de/de/literaturrecherche (Zugriff am 19.01.2013)
Diez, Claudius: Die medizinische Doktorarbeit. Nicht nur ein Ratgeber für den effektiven Computereinsatz. Mit Kurzanleitung „Wie schreibe ich ein Paper?". 5. Aufl. Berlin: Lehmanns Media 2007.
Ellwein, Thomas: Die deutsche Universität. Vom Mittelalter bis zur Gegenwart. 2. Aufl. Frankfurt am Main: Anton Hain 1992.
Franke, Fabian; Klein, Annette; Schüller-Zwierlein, André: Schlüsselkompetenzen: Literatur recherchieren in Bibliotheken und Internet. Stuttgart [u. a.]: Metzler 2010.
Janni, Wolfgang; Friese, Klaus: Publizieren, Promovieren – leicht gemacht. Step by step. Berlin [u. a.]: Springer 2004.
Jele, Harald: Wissenschaftliches Arbeiten: Zitieren. 3. Aufl. Stuttgart: Kohlhammer 2012.
Joppien, Saskia; Maier, Sarah Lena; Wendling, Danielle: BASICS Experimentelle Doktorarbeit. München: Elsevier, Urban & Fischer 2011.
Stetina, Birgit U. [Hrsg.]: Wissenschaftliches Arbeiten und Forschen in der klinischen Psychologie. Wien: Facultas 2011.
Stoetzer, Matthias: Erfolgreich recherchieren. München: Pearson 2012.
Trimmel, Michael: Wissenschaftliches Arbeiten in Psychologie und Medizin. Wien: Facultas 2009.
Weiß, Christel; Bauer, Axel W.: Promotion. Die medizinische Doktorarbeit – von der Themensuche bis zur Dissertation. 3. Aufl. Stuttgart, New York: Georg Thieme 2008.

Sachregister

Abstract 4
Alert 99
Aufsatz 3
Boolescher Operator 23
CC GREEN 89
CC MED 89
Cochrane Collaboration 53
Cochrane Library 62 f.
Current Content 89
DBIS 55 f.
Deskriptor 32–37
DFG 20
Digital Object Identifier 4
DIMDI 40–43, 57
Dissertationen 5 f., 11 f., 104 f., 109 f.
DOAJ 88
Dokumentlieferdienst 7, 104
Embase 60 f.
Entrez 51
Ethik 84
Evidenz 46
EZB 85–87
Faktendatenbanken 22, 76
Fernleihe 6 f.
Filter 27
GMS 91–93
Google Scholar 17–19
GoPubMed 59 f.
HealthSTAR 61 f.
HTA 41 f., 63
Impaktfaktor 74
Index Medicus 51
Klinische Studien 67
KVK 14 f.
Leitlinien 69

Linkresolver 31, 103 f.
Maskierung 25 f.
Medizintechnik 79 f.
MEDLINE 28–30, 51
MEDPILOT 20–22, 39, 89
MeSH 32–37
NCBI 51
NLM 28, 51
OPAC 9 f.
Open Access 88, 91–95
Peer-Review-Verfahren 4
Plagiat 105
PLOS 94 f.
PubMed 28–34, 37
PubMed Central 30 f.
Schlagwort 30, 33–37
Signatur 2, 8, 25
Single Citation Matcher 31 f., 37
Single-Sign-on 4
Sondersammelgebiete 11
Subito 7
Thesaurus 32, 81
Trunkierung 25
URN 5
Verfügbarkeitsrecherche 31, 103
Veterinärmedizin 71 f., 90
Virtuelle Fachbibliotheken 20
VPN 4
Web of Knowledge 73–75, 90
Web of Science 75
Wikipedia 19 f., 109
ZB MED 38–40
Zeitschriftenbände 4
Zeitschrifteninhaltsverzeichnis 89 f.
Zitierstil 106–109

Abbildungsnachweise

Abbildung 12, Schematische Darstellung der Booleschen Operatoren auf Seite 23 (Reimann, eigene Abbildung).
Abbildung Ampel in den Marginalien auf S. 86 (Reimann, eigene Abbildung).
Alle anderen Abbildungen sind Ausschnitte aus dem Angebot der jeweils behandelten Informationsressourcen.

Über die Autorin

Dr. Iris Reimann studierte Chemie an der Humboldt-Universität zu Berlin und promovierte in der Molekularbiologie an der Charité im Bereich der medizinischen Grundlagenforschung. Nach einem Fernstudium der Bibliotheks- und Informationswissenschaft an der HU Berlin leitet sie seit 2006 die Medizinische Bibliothek an der RWTH Aachen und betreut dort die Fachreferate Medizin und Psychologie.

www.ingramcontent.com/pod-product-compliance
Lightning Source LLC
Chambersburg PA
CBHW080437230426
43662CB00015B/2301